ABNEHMEN UND SELBSTHEILUNG MIT KOKOSÖL

MIT DEM SUPERFOOD DIÄTFREI ABNEHMEN, JÜNGER AUSSEHEN UND SICH SELBST HEILEN

Marianne Sterlitz

1.Auflage 2016

ISBN: 1536969885

ISBN-13: 978-1536969887

HAFTUNGSAUSSCHLUSS

Die Inhalte dieses Buches wurden mit größter Sorgfalt erstellt. Für die Richtigkeit, Vollständigkeit und Aktualität der Inhalte können wir jedoch keine Gewähr übernehmen. Sie spiegeln die persönliche Meinung und Erfahrung des Autors wider. Der Autor übernimmt daher keine juristische Verantwortung oder Haftung für Schäden, die durch eventuelle Fehler oder kontraproduktive Ausübung durch den Leser entstehen. Dieses Buch ist eine Anleitung zu möglichen Erfolgsstrategien und keine Garantie für Erfolge. Der Autor übernimmt daher keine Verantwortung für das Nicht-Erreichen der im Buch beschriebenen Ziele. Dieses Buch enthält Links zu externen Webseiten Dritter, auf deren Inhalte wir keinen Einfluss haben. Deshalb können wir für diese fremden Inhalte auch keine Gewähr übernehmen. Für die Inhalte der verlinkten Seiten ist stets der jeweilige Anbieter oder Betreiber der Seiten verantwortlich. Die verlinkten Seiten wurden zum Zeitpunkt der Verlinkung auf mögliche Rechtsverstöße überprüft. Rechtswidrige Inhalte waren zum Zeitpunkt der Verlinkung nicht erkennbar. Eine permanente inhaltliche Kontrolle der verlinkten Seiten ist jedoch ohne konkrete Anhaltspunkte einer Rechtsverletzung nicht zumutbar. Bei Bekanntwerden von Rechtsverletzungen werden wir derartige Links umgehend entfernen.

INHALTSVERZEICHNIS

KAPITEL 1

EINLEITUNG

Eines möchte ich vorweg nehmen. Durch besondere Eigenschaften des Kokosöls in seiner Beschaffenheit ist es für Diabetiker, an Alzheimer und Parkinson erkrankte und MS Patienten eine nützliche Energiequelle, da es den Blutzuckerspiegel nicht negativ beeinflusst. Kokosöl wird schon seit langem in der asiatischen Küche genutzt, wurde seit kurzem als Kosmetikgut entdeckt und steht jetzt als Superfood im Fokus.

Mit Hilfe dieses Ratgebers werden dir all deine Fragen rund um Kokosöl beantwortet und der Trend, wie auch der generelle Hype um das Superfood greifbar erklärt.

Das erste Kapitel verschafft dir einen Überblick. Es behandelt die Fragen nach den Inhaltsstoffen des Öles und erklärt wie sich Kokosöl und Kokosfett unterscheiden. Des Weiteren ist eine Nährwerttabelle eingefügt. Lies dir dieses Kapitel aufmerksam durch, es erklärt wodurch das Kokosöl seine ominöse Wirkung erhält und wie du es anwenden kannst.

Im nächsten Kapitel wird das Thema Superfood noch einmal aufgegriffen. Was sind Superfoods, wie kennzeichnen sie sich und welche gehören dazu? Du hast dich schon länger gefragt, welche speziellen Nahrungsmittel dazu gehören, wie teuer diese wohl sind und ob dies auch nur wieder ein unbegründeter Boom ist? Dann viel Spaß im zweiten Kapitel. Du wirst überrascht sein, welche Nährstoffbomben sich bei dir so im Vorratsschrank verstecken.

Im weiteren Verlauf des Buches erfährst du, welchen Einfluss das Kokosöl auf deine Gesundheit nehmen kann und wann man es wie anwenden sollte. Überteuerte, chemische Produkte sind bei Krankheiten oft die erste Gegenmaßnahme, was jedoch oft nicht nötig wäre und eher in einem Teufelskreis mündet. Durch die Einnahme von starken chemischen Mitteln wird unser Körper stark in Mitleidenschaft gezogen und macht ihn letztlich nur resistenter, was wiederum Bakterien und Viren stärkt. Somit werden immer weitere Medikamente entwickelt und produziert, da ältere Wirkstoffe nicht mehr helfen. Die Resistenz von Erregern wächst, dementsprechend aggressiver werden die Medikationen. Mutter Natur hat uns gut genug ausgestattet, wir müssen unsere Ressourcen nur nutzen. Und Kokosöl ist eine davon.

Im vierten Kapitel erläutere ich dir, wie dich Kokosöl beim Abnehmen unterstützen kann und wie du durch einfache Tricks deinen Stoffwechsel ankurbelst und dein Gewicht reduzierst.

Natürlich hilft dir Kokosöl nicht nur dabei dich gesund, fit und schlank zu halten. Du kannst dich damit auch pflegen und verwöhnen. Anschließend bekommst du ein paar Rezepte zur Herstellung einfacher Produkte aus Kokosöl. Das vorletzte Kapitel zeigt dir auf, worauf du generell bei Kokosöl achten solltest und welche Unterscheidungen sich bei den Produkten ergeben.

Zum Abschluss, in ‚Kokosöl in der Praxis', habe ich dir noch einige interessante Informationen zusammengetragen, die mit dem Kokosöl in Verbindung stehen.

KAPITEL 2

WAS IST KOKOSÖL?

Es ist oft der Fall, dass ein Lebensmittel oder generell ein Produkt wegen seiner Wirkung angepriesen wird und letztlich einen gewissen Trend auslöst. Viele folgen diesem Trend blindlings und wenn sie dann gefragt werden, warum benutzt du es eigentlich oder wie genau wirkt es denn, sind sie selbst ratlos. In diesem Kapitel schlüsselt sich die Zusammensetzung des Kokosöls auf, wodurch sein Wirken klar wird.

Kokosöl oder Kokosfett ?

Kokosöl gehört zu den Pflanzenölen, welches durch das Pressen des Fruchtfleisches der Kokosnuss gewonnen wird. Eine andere Bezeichnung für Kokosöl ist Kokosfett. Letztlich bezeichnet Kokosfett und Kokosöl dasselbe. Die Unterscheidung liegt im Schmelzpunkt des Öls, dieser liegt bei circa 24 °C. Somit ist Kokosfett in Mitteleuropa in festerem Zustand vorzufinden, während es in tropischen Gefilden flüssig ist. Letztlich bezeichnet beides dasselbe. Weitere Informationen zur Herstellung des Kokosöles und was es beim Kauf zu beachten gibt, findet sich im neunten Kapitel.

Die Zusammensetzung von Kokosöl

Zu den Bestandteilen von Kokosöl zählen zum einen die große Anzahl an Ballaststoffen, Vitaminen, Mineralstoffen und Antioxidantien. Das besondere an Kokosöl ist jedoch der hohe Fettanteil von über 90%, wovon wiederum die Hälfte aus den seltenen mittelkettigen Fettsäuren besteht. Dazu später mehr.

Nährwerttabelle

Im Durchschnitt schlüsseln sich 100 Gramm Kokosöl in folgende Nährwerte:

Energie:	3693 kJ / 898 kcal
Fett:	99,6 g
davon:	
• gesättigte Fettsäuren:	93,9 g
• Laurinsäure:	55 g
• einfach ungesättigte Fettsäuren:	5,1 g
• mehrfach ungesättigte Fettsäuren:	0,7 g
Kohlenhydrate:	< 0,5 g
• davon Zucker:	< 0,5 g

Eiweiß:	< 0,3 g
Salz:	< 0,01 g
Phosphor:	26,6 mg/kg
Vitamin E:	1,8mg/100 g

Fettsäuren und ihre Wirkung

Jetzt gebe ich dir einen kurzen Einblick in die Welt der chemischen Zusammensetzung von Fettsäuren. Fettsäuren sind Atomketten, welche unter anderem aus Kohlenstoff bestehen, wodurch sie sich in niederkettige, mittelkettige, höherkettige und gesättigte, wie auch ungesättigte Fettsäuren gliedern lassen.

Kohlenstoff (von altgerm. *kolo* = „Kohle"), Symbol C (von lat. *carbo* „Holzkohle", latinisiert *carbonium*) ist ein chemisches Element der 4. Hauptgruppe. Es kommt in der Natur sowohl in reiner Form als auch chemisch gebunden vor. Aufgrund seiner besonderen Elektronenkonfiguration besitzt es die Fähigkeit zur Bildung von komplexen Molekülen und weist von allen chemischen Elementen die größte Vielfalt an chemischen Verbindungen auf. Kohlenstoffverbindungen bilden die molekulare Grundlage allen irdischen Lebens.

Unterteilen lässt sich Kohlenstoff einmal durch die Kettenlänge ihrer Kohlenstoffatome, als auch über die Anzahl ihrer Kohlenstoffatome, sowie die Anzahl und Position von Doppelbindungen zwischen den Atomen. Durch die bestimmte Kettenlänge unterteilen sie sich in niedere Fettsäuren, bis sieben Kohlenstoffatome, in mittlere Fettsäuren, acht bis zwölf Kohlenstoffatome und in höhere

Fettsäuren mit mehr als zwölf Kohlenstoffatomen. Des Weiteren unterscheidet man zwischen gesättigten und ungesättigten Fettsäuren.

Eine Fettsäure, welche keine Doppelbindung zwischen den Kohlenstoffatomen aufweist, wird als gesättigte Fettsäure bezeichnet. Somit weisen ungesättigte Fettsäuren Doppelbindungen auf. Von diesen ungesättigten Fettsäuren sind einige für den menschlichen Körper essentiell, sie zählen zu den sogenannten „guten" Fetten. Der menschliche Organismus kann diese nicht bilden, da ihm die nötigen Enzyme fehlen. Daher ist es zu empfehlen auf eine ausgewogene Ernährung zu achten und gute Fette in seinen Speiseplan zu integrieren, um somit den Bedarf an der alpha-Linolensäure, eine mehrfach ungesättigte Omega-3-Fettsäure und der Linolsäure, eine mehrfach ungesättigte Omega-6-Fettsäure, abzudecken. Weitere Informationen zu mehrfach ungesättigten Fettsäuren finden sich auf Seite sieben.

Omega-6-Fettsäuren finden sich in Mais-, Kokos- und Sonnenblumenöl wider, während sich Omega-3-Fettsäuren vorwiegend in fettem Fisch, Soja-, Raps- und Walsnussöl befindet. Folgende Fettsäureketten sind im Kokosöl enthalten, die Zusammensetzung variiert je Kokosöl:

kurz- , mittel- und langkettige Fettsäuren:

- Laurinsäure: 44 bis 52 %
- Caprinsäure: 6 bis 10 %
- Caprylsäure: 5 bis 9 %

- Myristinsäure: 13 bis 19 %
- Palmitinsäure: 8 bis 11 %
- Stearinsäure: 1 bis 3 %

einfach ungesättigt Fettsäuren:

- Ölsäure: 5 bis 8 %

mehrfach ungesättigte Fettsäuren:

- Linolsäure: bis 1%

Mehr Informationen über den Wirkstoff der Fettsäuren findest du auf Seite 8.

Einfach ungesättigte Fettsäuren

Einfach ungesättigte Fettsäuren sind Fettsäuren die der Körper selbst bilden kann und sind somit nicht essentiell. Sie haben nur eine Doppelbindung zwischen den Kohlestoffatomen und sind daher nur einfach gesättigt.

Ungesättigte Fettsäuren können durch Verdauungsenzyme besser aufgespaltet werden als gesättigte und sind somit leichter verdaulich.

Vorkommen von einfach ungesättigten Fettsäuren in Nahrungsmittel:

- Olivenöl
- Rapsöl

- Avocados
- Nüsse
- Samen

Mehrfach ungesättigte Fettsäuren

Mehrfach ungesättigte Fettsäuren enthalten den geringsten Wasserstoffanteil und haben zwei oder mehrere Kohlenstoff-Doppelbindungen.

Manche mehrfach ungesättigten Fette können vom Körper nicht hergestellt werden und müssen deshalb über die Nahrung aufgenommen werden. Sie werden manchmal auch als Vitamin F bezeichnet. Diese sogenannten essentiellen Fettsäuren oder "gute" Fette lassen sich in zwei Gruppen unterscheiden: Einmal in die Omega-3-Fettsäuren und in die Omega-6-Fettsäuren.

Essentielle Fettsäuren werden vor allem zum Aufbau von Zellmembranen benötigt. Bei Mangel an essentiellen Fettsäuren kommt der aktive Stoffwechsel zum Erliegen.

Mangelerscheinungen beim Fehlen der essentiellen mehrfach ungesättigten Fettsäuren:

- Hautveränderungen (z. B. übermäßige Verhornung)
- Infektionsanfälligkeit
- Wachstumsstörungen

- Haarausfall
- Mangel an Thrombozyten (Blutplättchen)

Mittelkettige Fettsäuren

Die mittelkettigen Fettsäuren sind leicht verdaulich und verwertbar. Ähnlich wie Kohlenhydrate verfügen sie über die Eigenschaft, ganz schnell benötigte Energiereserven aufzubauen und dem Körper zur Verfügung zu stellen, da sie für den Verdauungsprozess und die Aufnahme in die Zellen keine fettspaltenden Enzyme benötigen. Sie gelangen ohne große Umwege über die Blutbahn zur Leber, wo sie in Ketone umgewandelt werden und von dort aus direkt in die Körperzellen gelangen, denen sie direkt als Energiequelle zur Verfügung stehen. Ketone sind chemische Bindungen, welche drei Kohlenstoffatome enthalten.

Dadurch, dass keine Gallen- oder Bauchspeicheldrüsenenzyme zur Spaltung benötigt werden, ist das Kokosöl auch für Menschen mit Diabetes oder Gallenblasenprobleme geeignet. In der Leber unterstützen die mittelkettigen Fettsäuren die Funktionen der Leberzellen. Diese erhöhen den Stoffwechsel, regen die Produktion der Gallenflüssigkeit an und steigern die Entgiftung des Körpers. Mit Hilfe einer optimalen Leberfunktion können belastende und schädliche Giftstoffe aus dem Körper absorbiert und es kann einer Vielzahl von Krankheiten vorgebeugt werden.

Mittelkettige Fettsäuren, auch Medium-chain-Triglyceride genannt, werden mit MCT abgekürzt und sind essentiell für den menschlichen Organismus. Im Körper sind sie auch für die Aufrechterhaltung der Zellfunktionen zuständig, sie senken den Cholesterinspiegel, wirken präventiv gegen Arteriosklerose und schützen vor Herzerkrankungen.

Des Weiteren wirken sie gegen Viren.

Laurinsäure

Laurinsäure ist in hohem Maße in Kokosöl enthalten. Aus diesem Grund wird das Kokosöl auch oft als Latrine bezeichnet. Die Laurinsäure zählt zu den mittelkettigen Fettsäuren und bildet die Hauptfettsäure des Kokosöls. Sie hat die besondere Eigenschaft, die schützende Außenhülle von Bakterien und Viren zu durchdringen. Die Viren und Bakterien werden dadurch zerstört, ihre krankmachende Wirkung und der Effekt, dass sich die Erreger fortpflanzen, wird unterbunden. Der Körper kann die entschärften Erreger als Abfallstoffe aus dem Organismus transportieren und wird so nach und nach gesünder. Da die Laurinsäure zu den mittelkettigen Fettsäuren zählt, kann sie in den Zellen direkt in Energie umgewandelt werden und benötigt weder Gallensäure, noch Enzyme zur Aufspaltung. Somit steht diese Energie unmittelbar nach Einnahme zur Verfügung. Diese Säure kann der Körper in der benötigten Menge nicht selbst produzieren, daher kann der Mensch ihm mit der Einnahme von Kokosöl helfen. Ebenso wie die Caprinsäure wirkt die Laurinsäure positiv auf den Cholesterinwert. Weitere Informationen dazu und was unter Cholesterin zu verstehen ist findet sich ab Seite neun unter der Caprinsäure.

Caprinsäure

Die Caprinsäure, auch Decansäure genannt, zählt zu den mittelkettigen gesättigten Fettsäuren. Es fördert gutes HDL-Cholesterin und baut schlechte LDL-Cholesterin ab.

HDL und LDL sind sogenannte Lipoproteiene, dies sind Stoffe, die fettlösliche Substanzen binden und so als Transporter fungieren. HDL heißt High Density Lipoproteine, LDL kürzt Low Density Lipoproteine ab.

HDL Cholesterin wird als das „gute“ Cholesterin bezeichnet. Es nimmt schädliches Cholesterin aus den Zellen auf und transportiert es zur Leber, wo es anschließend über die Galle ausgeschieden wird. Hiervon sollte möglichst viel im Körper vorhanden sein. Der Wert darf ruhig hoch sein, während der Wert des „schlechten“ LDL-Cholesterins unbedingt niedrig sein sollte.

Im Körper wird die Fettsäure zu Monocaprin umgewandelt. Es wirkt nachweislich antiviral bei HIV-Infektionen und wird zur Zeit auch auf die Wirksamkeit gegen Herpes simplex, Gonokokken und Chlamydien getestet.

Caprylsäure

Caprylsäure, auch Octansäure genannt, zählt ebenso zu den mittelkettigen Fettsäuren und wirkt effektiv gegen bakterielle und virale Krankheitserreger, sowie gegen Protozoen, hierfür wird es auch oft in der Medizin genutzt. Unter den Begriff Protozoen fasst man einzellige, eukaryonte Organismen wie Pilze und Algen zusammen. Die Säure greift die Zellmembran verschiedenster Hefepilze an, was zu deren Zerfall führen kann. Dadurch können zunächst vermerkt Pilztoxine und Antigene freigegeben werden. Dies kann anfangs zu einer Verschlimmerung der Symptome führen, was aber nach kurzer Zeit wieder abklingen wird.

Die Caprylsäure ist während der Verdauung für die Bildung von Ketonen verantwortlich. Ketone sind, wie bereits erläutert, eine Energiequelle die keinen negativen Einfluss auf den Blutzuckerspiegel haben.

Die Einnahme der Caprylsäure, wirkt auf eine erhöhte Aufnahme von Aminosäuren und Mineralstoffen (Calzium und Magnesium), was wiederum dem Abbau von Muskelgewebe entgegentritt. Zudem können auch Muskelverletzungen durch die Einnahme und Verwendung von Kokosöl schneller heilen. Viele Sportler schwören auf Kokosöl.

Des weiteren findet die Fettsäure auch in vielen Insektensprays Anwendung. Es greift den Chitinpanzer von Insekten an und löst ihn auf. Somit wirkt es antiparasitär.

Der menschliche Körper ist in der Lage, Caprylsäure in geringen Mengen selbst zu produzieren.

Myristinsäure

Die Myristinsäure, auch Tetradecansäure genannt, zählt zu den gesättigten, langkettigen Fettsäuren. Myristinsäure ist in den meisten tierischen und pflanzlichen Fetten enthalten und es ist mittlerweile bekannt, dass sie eine nicht unbedeutende Rolle für den Aufbau der Bio-Membranen menschlicher Körperzellen und für die zelluläre Immunfunktion spielt. Fast vier Prozent aller freien Fettsäuren der Haut bestehen aus Myristinsäure.

Allerdings kann der Körper diese Fettsäure nicht selbst bilden, weshalb sie zu den essentiellen Fettsäuren gezählt wird. Myristinsäure sorgt für den angenehm kühlenden Effekt beim Auftragen von Kokosöl auf die Haut, weshalb es, zum Beispiel bei einem leichten Sonnenbrand, schnelle Linderung verschaffen kann, da es das Spannungsgefühl löst. Desweiteren hilft sie, geschädigte Haut schneller wieder zu regenerieren. Ebenso macht sich die Nahrungsmittelindustrie den kühlenden Effekt zu Nutze, indem sie es bei der Herstellung von Eiskonfekt und Smoothies nutzt.

Jedoch sollte die Myristinsäure nicht im Übermaß verzehrt werden, da sie die Leber zu einer erhöhten Cholesterinproduktion anregen kann. Doch keine Sorge, im Kokosöl ist die Fettsäurenzusammensetzung ausgeglichen, was es wiederum auch zu den hochwertigen Pflanzenölen zählen lässt.

Palmitinsäure

Die Palmitinsäure, Cetylsäure oder auch Hexadecansäure genannt ist eine gesättigte Fettsäure. Diese Palmitate werden gerne in der Kosmetikindustrie verwendet. Ungebundene Fettsäuren, zu denen auch die Palmitinsäure hinzu gezählt wird, sind ein äußerst wichtiger Bestandteil der menschlichen Hautbarriere und unseres Säureschutzmantels. Diese Fettsäure wird gerne in kosmetischen Pflegeprodukten für die reifere Haut eingesetzt. Palmitinsäure bietet oxidativen Schutz vor äußeren Einflüssen, wie z.B. in die Haut eindringenden Schadstoffen aus der Umwelt. Desweiteren ist die Hexadecansäure ein wichtiger Energielieferant für ein gesundes Herz und reguliert die Zellkommunikation und die Funktionen der einzelnen Körperzellen. Sie ist in nicht unbedeutendem Umfang am Aufbau sämtlicher Organismen beteiligt und dient als Hauptspeicher für Energie. Außerdem fördert Palmitinsäure die Bildung des Hautschutz-Vitamins D. Durch Palmitinsäure als Nahrungszugabe kann die Eiweiß-, Magnesium- und Kalziumaufnahme des Körpers, vor allem bei Kindern, erhöht werden. Die Mineralstoffe sind wichtig für eine gesunde Knochenentwicklung.

Ebenso wie die Myristinsäure, steigert die Palmitinsäure den Cholesterinwert. Mehr Informationen dazu und warum es keineswegs schädlich ist, dennoch Kokosöl zu konsumieren, findest du im weiteren Verlauf.

Stearinsäure

Die Stearinsäure ist eine gesättigte, langkettige Fettsäure, die hauptsächlich in der Lebensmittel- und Arzneimittelherstellung Verwendung findet und in der Seifenherstellung unverzichtbar ist. Sie wirkt rückfettend und ist deshalb häufig in Kosmetika für trockene, ausgelaugte und empfindliche Haut zu finden. Öle, die einen höheren Anteil an Stearinsäure enthalten, stärken den Hydro-Lipid-Mantel der Haut und schützen sie vor äußeren Einflüssen. Allgemein gilt Stearinsäure als gut verträglich, sie nimmt kaum Einfluss auf den Cholesterinspiegel.

Ölsäure

Die Ölsäure stellt den wichtigsten Vertreter einfach ungesättigter Fettsäuren dar und zählt zu den Omega-9-Fettsäuren. Sie kommt in fast allen tierischen und pflanzlichen Fetten und Ölen vor und wird in der Industrie hauptsächlich zur Herstellung von Seifen und Tensiden verwendet. In epidemiologischen Studien in Ländern rund ums Mittelmeer wurde festgestellt, dass dort, wo ölsäurereiches Öl verwendet wird, Herz-Kreislauferkrankungen deutlich seltener auftreten, als beispielsweise in Nord- und Mitteleuropa. Dies liegt unter anderem an der blutdrucksenkenden und damit das Herz schützenden Wirkung. Klinische Studien belegen weiterhin, dass einfach ungesättigte Fettsäuren das Gesamtcholesterin und insbesondere das „schlechte“ LDL-Cholesterin senken und das Verhältnis von HDL- und LDL-Cholesterin ausgleichen. Auch Entzündungsprozesse in Gefäßen können durch die Anwendung von Ölsäure ausgebremst werden. Einfach ungesättigte Fettsäuren, wie die Ölsäure, machen die Lipidbarriere der Haut durchlässiger und dadurch für fettlösliche Wirkstoffe aufnahmefähiger.

Linolsäure

Linolsäure ist eine zweifach ungesättigte Fettsäure und gehört zur Familie der Omega-6 Fettsäuren. Es ist einer der wirkungsvollsten Anti-Aging-Inhaltsstoffe in Kosmetika. Als Bestandteil der menschlichen Ceramide in der Haut, trägt sie zu einer gesunden Ausstrahlung und zu gefestigtem Haar bei. Ceramide sind essentiell für die Haar- und Hautgesundheit. Bei einer gesunden Haut beträgt der Anteil der Säure etwa 20 Prozent, falls die Prozentzahl darunter fällt, altert die Haut, verliert an Elastizität, wird faltig, schuppig und trocknet aus. Linolsäure spendet reichlich Feuchtigkeit und sorgt für einen funktionierenden Schutzmantel. Sie hat eine stark entzündungshemmende Eigenschaft und wirkt unterstützend bei Hautproblemen, wie beispielsweise Akne, Neurodermitis und Psoriasis. Die typischen Beschwerden werden in Schach gehalten und gelindert. Die Fettsäure kann starke Verfärbungen der Haut, Hyperpigmentierung, zum Beispiel bei Altersflecken, Akne oder nach starker Sonneneinstrahlung, abschwächen. Die Melanin-Synthese wird durch Linolsäure ausgeglichen und reguliert. Linolsäure sorgt für eine gute Hydratation der Haut und bietet ihr so einen ausgesprochen guten Schutz vor äußeren Einflüssen wie Wind, Kälte, Hitze und Umweltgiftstoffen.

Ein Teil der durch die Ernährung aufgenommenen Linolsäure wird im Körper mit Hilfe von körpereigenen Enzymen zu Gamma-Linolensäure (GLA), einer dreifach ungesättigten Omega-6-Fettsäure, und anderen wichtigen Fettsäuren umgewandelt.

Man sollte Linolsäure immer in ausreichender Menge mit der Nahrung zu sich nehmen, denn der Körper ist nicht in der Lage, diese Fettsäure selbst zu bilden.

Vitamine

Vitamine sind Bestandteile der Nahrung und unentbehrlich für viele Stoffwechselprozesse. Das Vitamin E, auch Tocopherol genannt, ist in großem Maß in Kokosöl enthalten und schützt als Antioxidans ungesättigte Fettsäuren vor einer Oxidation. Antioxidantien werden auch freie Radikalfänger genannt, da sie freie Radikale neutralisieren Freie Radikale sind Bruchstücke eines Moleküls, welchem ein Elektron fehlt. Das Radikal ist somit bestrebt schnellstmöglich wieder zu einem stabilen Molekül zu werden. Dabei sind die freien Radikale äußerst rücksichtlos und entreißen intakten Zellen die Elektronen. Das kann zu schweren Kettenreaktionen führen, welche die Stoffwechselvorgänge einer Zelle nachhaltig schädigen kann. Letztlich können dadurch Erkrankungen wie Krebs, Arteriosklerose, grauer Star und Alzheimer entstehen. An diesem Punkt kommen Antioxidantien ins Spiel, sie reagieren schneller als andere Stoffe mit den freien Radikalen, indem sie an diese ein Elektron abgeben und neutralisieren diese dadurch. Freie Radikale können durch Umweltgifte, radioaktive Strahlung, UV-Strahlrung und körpereigene Stoffwechselvorgänge entstehen. Nicht alle freien Radikalen sind als schlecht zu bewerten, da der Körper sie auch selbst zur Bekämpfung von Krankheitserregern herstellt. Durch eine gesunde Ernährung, um somit die Aufnahme von Enzymen und Antioxidantien zu gewährleisten, herrscht eine gesunde Balance zwischen den körpereigenen Schutz- und Reperaturmechanismen und den freien Radikalen. Das Vitamin E ist ein fettlösliches Vitamin und somit an deren Aufnahme gekoppelt. Die Aufnahmerate liegt bei durchschnittlich 30% und kann durch die mittelkettigen Fettsäuren, wie Kokosöl, erhöht werden. Der Körper selbst speichert 750 mg Vitamin E im Fettgewerbe, der Leber und in geringerem Maße im Herz, der Skelettmuskulatur, den Hoden und den Nebennieren. Der tägliche Vitamin E bedarf liegt bei Männern zwischen 12 und 15 mg und bei Frauen bei 11 bis 12 mg. Ein Vitamin E Mangel kann nur schwer nachgewiesen werden und kommt bei gesunden Menschen eigentlich nicht vor. Dagegen ist eine Überdosierung möglich, somit Selbstmedikation vermieden werden sollte. Nebenwirkungen können zu Müdigkeit, Muskelschwäche sowie einer Anhäufung von Vitamin E im Blutplasma führen.

Mineralstoffe

Mineralstoffe sind anorganische Bestandteile der Nahrung, die vom Körper selbst nicht gebildet werden können. Sie sind essentiell für die Stoffwechselprozesse.

In Kokosöl ist der Mineralstoff Phosphor enthalten, es sorgt für gesunde Knochen und Zähne und wird für die Nährstoffverwertung und Energiefreisetzung in Zellen benötigt. Zudem reguliert es die Nierenfunktion, das Herz und den Säure-Basen-Haushalt. Im Blut dient Phosphor als Puffer der Aufrechterhaltung des PH-Wertes. Im Körper ist Phosphor bis zu 700 g gespeichert, zum größten Teil im Skelettsystem. Der täglich Phosphorbedarf liegt unabhängig von Geschlecht und Alter bei 700 mg. Ein Phosphormangel ist selten, es ist eher darauf zu achten, ein Gleichgewicht zwischen Kalzium und Phosphorhaushalt zu schaffen. Bei zu viel Phosphor im Körper wird der Kalziumhaushalt gestört, was die Nebenschilddrüse zur Hormonproduktion anregt und ein Herauslösen von Kalzium aus den Knochen führt. Dies kann Osteoporose begünstigen. Im Normalfall ist jedoch der Kalzium- und Phosphorhaushalt im Gleichgewicht, da diese beiden Mineralstoffe in vielen Lebensmitteln enthalten sind.

KAPITEL 3

KOKOSÖL EIN SUPERFOOD

Das Thema Superfood ist allgegenwärtig und auf dem aufsteigenden Ast, auch das Kokosöl zählt zu diesen Superfoods. Der nachfolgende Inhalt veranschaulicht, worum es sich bei Superfoods handelt und wie du sie in deinen Essensalltag integrieren kannst.

Was ist ein Superfood?

Das Wörterbuch Oxford English Dictionary beschreibt Superfood als „ein nährstoffreiches Lebensmittel, das als für Gesundheit und Wohlbefinden besonders förderlich erachtet wird". Es gibt keine offizielle Definition für den Begriff Superfood, doch gewinnt er gegenwärtig zunehmend an Bedeutung, da das Thema Gesundheit und die richtige Ernährung immer mehr in den Fokus rücken. Um in die Kategorie der Superfoods zu zählen, sollte das Lebensmittel folgende Kriterien erfüllen:

1. Es liefert von einem bestimmten oder von mehreren Nähr-, Wirk- oder Vitalstoffen eine sehr große Menge und deutlich mehr als die üblichen Nahrungsmittel.

2. Es ist möglichst naturbelassen und stammt aus Bio-Erzeugung oder Wildwuchs.

3. Es ist ein vollwertiges und ganzheitliches Lebensmittel und kein einzelnes Vitamin.

Was bewirken sie?

Superfoods sind Lebensmittel, welche antioxidativ, entzündungshemmend und aktivierend auf die Ausleitungs- und Entgiftungsorgane wirken. Somit gibt es bei Krankheiten nichts besseres alle eine gesunde ausgewogene Ernährung, da die meisten Krankheiten chronische Entzündungen, oxidativen Stress und eine verminderte Ausleitfähigkeit der Entgiftungsorgane verursachen.

Die Wirkung von einem Superfood lässt sich durch die Einnahme von mehreren Superfoods oft verstärken und um einen optimalen Heilungsprozess des Körpers zu gewährleisten, sollten mehrere Superfoods mit einer hochwertigen und naturbelassenen Ernährung sowie ausreichend Schlaf und Bewegung in den Alltag integriert werden.

Welche Superfoods gibt es?

Hast du dich schon ab und an gefragt, welche Lebensmittel, warum als Superfood gelten? Nachfolgend werden wir dir 15 weitere Lebensmittel vorstellen, welche sich neben dem Kokosöl als ein solches betitelt.

Grünes Blattgemüse

An erster Stelle stehen die grünen Blattgemüse, da hatten Oma und Mama letztlich wohl doch recht. Grüner Salat ist mehr als gesund.

Dazu gehören:

- Wildpflanzen, zum Beispiel:. Löwenzahn und Brennnessel
- Gräser, zum Beispiel:. Gerstengras und Dinkelgras
- Moringa
- Grünes Kulturgemüse, zum Beispiel: Salate, Spinat, Sellerieblätter
- Gartenkräuter, zum Beispiel: Petersilie, Basilikum, Melisse
- Algen, zum Beispiel: Spirulina, Chlorella, AFA

Grüne Blattgemüse sind unsere Urnahrung. In alten Zeiten lebte der Mensch zu einem beträchtlichen Teil von sehr großen Mengen Grünzeug. Es war ohne Mühen kiloweise aufzutreiben, sättigte gut und versorgte mit nahezu allen Nährstoffen, die der Mensch benötigt: Proteine, Vitalstoffe und Omega-3-Fettsäuren.

Heute jedoch zählt das grüne Blattgemüse weder zu den Protein-, noch zu den Omega-3-Lieferanten des Menschen. Das Blattgemüse kann dafür nichts. Es ist der Mensch der so wenig Blattgemüse isst, dass diese geringen Mengen dann auch wirklich nicht dazu beitragen können, den Bedarf der Makronährstoffe, Proteine, Fette und Kohlenhydrate zu decken.

Schon ein geringfügiger Ausbau des täglichen Verzehrs

jedoch führt umgehend zu einer Verbesserung der Gesundheit. Zwar nicht unbedingt über den Protein- und Omega-3-Gehalt, weil dieser auch bei Grünzeugmengen, die uns bereits als groß erscheinen, noch immer sehr gering ist, aber über die unschlagbaren sekundären Pflanzenstoffe, die Vitamine, Mineralien, Spurenelemente und natürlich das Nonplusultra im grünen Blattgemüse: Das Chlorophyll.

Auch Kalzium, Magnesium und Eisen sowie Folsäure, Beta-Carotin, Vitamin C und Vitamin K liefert das Grünzeug in relevanten Mengen und zwar zusätzlich in gut resorbierbarer Form.

Mit täglich einem grünen Smoothie, einem großen Salat und einer grünen Nahrungsergänzung profitierst du merklich von den Vorteilen des grünen Blattgemüses.

Kreuzblütler

In dieser Gruppe sind die Kohlgemüse zu Hause, also Brokkoli, Brokkolisprossen, Blumenkohl, Weißkohl, Rotkohl, Rosenkohl, Grünkohl und viele weitere. Aber auch der Rucola oder die Senfblätter gehören zu den Kreuzblütlern, genauso wie Rettich, Radieschen und der Meerrettich.

Natürlich liefern sie alle ebenfalls reichlich Vitalstoffe und sekundäre Pflanzenstoffe. Das Besondere dieser Pflanzenfamilie ist jedoch eine ganz spezielle Pflanzenstoffgruppe: Die sogenannte Glucosinolate. Diese verwandeln sich während des Verdauungsprozesses in entzündungshemmende und krebsfeindliche Stoffe, wie DIM oder Sulforaphan.

Sauerkraut

Wie jedes andere fermentierte und roh verzehrte Lebensmittel, liefert Sauerkraut neben den Vorteilen eines Kreuzblütlers auch noch jede Menge probiotische Kulturen. Die probiotischen Kulturen im Sauerkraut wirken sich zunächst sehr positiv auf das Verdauungssystem aus und das nicht erst im Darm.

Schon im Magen verdrängen die im Sauerkraut enthaltenen nützlichen Probiotika schädliche Bakterien, nämlich den sogenannten Helicobacter pylori, der für Magenschleimhautentzündungen und Magengeschwüre verantwortlich gemacht wird. Im Darm unterstützt das Sauerkraut den Aufbau einer gesunden Darmflora, was wiederum zur Regeneration der Darmschleimhaut und einem gestärkten Immunsystem führt.

Achte jedoch darauf, rohes Sauerkraut zu essen. Pasteurisiertes Sauerkraut im Beutel oder im Glas hat keine positiven Wirkungen mehr.

Shiitake-Pilze

Wenn es bei dir ein Pilzgericht geben soll, dann lasse die blassen Zuchtchampignons immer öfter links liegen. Greife lieber zu den hochwirksamen Shiitake-Pilzen. Schon ihr kräftiges Aroma spricht für sich. Zusätzlich gilt der Shiitake-Pilz als aktives Anti-Krebs-Lebensmittel.

Mandeln

Die Mandel ist eine perfekte kleine und zudem noch basische Schalenfrucht. Sie reift an einem Baum mit außerordentlichen Fähigkeiten. Weder der Walnussbaum noch der Haselstrauch schaffen das, was der Mandelbaum vollbringt.

In der schneidenden Kälte des Januars entfaltet er seine Blüten und auch wenn schon im Februar der letzte Regenguss vor der Sommerhitze fällt, reifen die Mandeln und schenken dem Menschen ihre ganz besondere Kraft:

- Ein Fett von bester Qualität aus hauptsächlich einfach ungesättigten Fettsäuren.

- Dazu Ballaststoffe vom Feinsten, nämlich solche, die ganz ähnlich wie die Ballaststoffe der Baobab-Frucht, die mit prebiotischen Eigenschaften ausgestattet sind. Dies bedeutet, dass sie der Darmflora nutzen, ihr Nahrung spenden und so für ein gesundes Magen-Darm-Milieu sorgen.

- Eine Menge Vitalstoffe, so dass schon eine kleine Portion Mandeln am Tag maßgeblich zur Deckung beispielsweise des Magnesium-, Kalzium- und Vitamin-B-Bedarfs beitragen.

Des weiteren wirken Mandeln gegen das Metabolische System, also Bluthochdruck, hohe Blutfettwerte und Prädiabetes. Zudem stärken sie Knochen und helfen beim Abnehmen.

Verzehre täglich 50 bis 150 Gramm Mandeln, das genügt um die Eigenschaften der Mandeln ausreichend zu nutzen.

Kürbiskerne

Kürbiskerne sind in vielerlei Hinsicht eine Superlative: Sie liefern mit Mohn zusammen von allen pflanzlichen Lebensmitteln am meisten Zink. 50 Gramm Kürbiskerne decken außerdem bereits den halben Magnesiumbedarf eines Erwachsenen, und kaum ein Lebensmittel wirkt sich derart heilend auf die Harnwege, die Blase und die Prostata aus.

Sogar Urologen raten ihren Patienten zum täglichen Knabbern von Kürbiskernen, um Prostataproblemen zuvor zu kommen oder diese zu beheben.

Papaya

Mit einer Papaya hast du nicht nur eine Frucht im Haus, sondern eine kleine Hausapotheke. Denn insbesondere die Papayakerne solltest du immer vorrätig haben. Schon wenige Papayakerne pro Tag schützen nicht nur vor bakteriellen Infektionen, sondern auch vor inneren Parasiten oder vertreiben diese, falls sie sich bereits eingenistet haben sollten.

Gleichzeitig helfen die Papayakerne bei der Regeneration und Entgiftung der Leber und sollten daher bei jeder Leberreinigung mit von der Partie sein.

Die Papaya-Frucht hat ganz ähnliche Wirkungen. Allerdings wirkt sie umso heilsamer, je unreifer sie ist. Sie wird in der Krebstherapie, gegen Magen-Darm-Beschwerden und zur Hautpflege eingesetzt.

Traubenkerne

Wenn du Trauben kaufst, dann nur solche mit Kernen. Kernlose Trauben sind meist sehr viel zuckerreicher, da sie stark überzüchtet sind. Kernhaltige Trauben enthalten jedoch nicht nur weniger Zucker, sondern überdies auch noch jene sekundären Pflanzenstoffe, die in den kleinen Traubenkernen verborgen sind, allen voran die berühmten Oligomere Proanthocyanidine,OPC.

Diese wirken stark verjüngend, da sie Gewebe und Haut reparieren, so dass sie längst bei Neurodermitis, Psoriasis, aber auch bei Allergien eingesetzt werden. Ferner regen sie das Haarwachstum an, wirken gegen Krebs und pflegen die Augen.

Traubenkerne gibt es auch in Form von Traubenkernmehl zu kaufen, das man problemlos in Shakes, Smoothies oder Müslis mischen kann.

Beeren

Die meisten Früchte unterscheiden sich von ihrer einstigen Wildform mittlerweile so stark wie eine Legehenne vom Zaunkönig. Die Zuchtziele heißen: grösser, schöner, makelloser, länger lagerfähig und das Wichtigste: süßer. Weniger wichtig sind der Vitalstoffgehalt, das Aroma und die Abwehrkraft gegen Krankheiten und Schädlinge, hierfür gibt es Fungizide und Pestizide.

Eine Gruppe unter den Früchten ist jedoch, mit Ausnahme der Erdbeeren , nicht ganz so stark züchterisch verändert.

Das sind die Beeren. In ihnen schlummern ungeheure Kräfte. Große Mengen an Antioxidantien machen Beeren in Kombination mit grünem Blattgemüse zu den wahren Gesundheitsgaranten unserer Zeit.

Greife, wann immer dir möglich ist, zu Himbeeren, Brombeeren, schwarzen und roten Johannisbeeren, Stachelbeeren, Heidelbeeren oder Beeren wie Acai, Aronia und Goji.

Acerola und Camu-Camu

Die Acerola-Kirsche ist gemeinsam mit der Camu-Camu-Frucht der beste vollkommen natürliche Vitamin-C-Lieferant. Vergiss die synthetisch hergestellte Ascorbinsäure aus der Apotheke. Greife zu Acerola-Saft, Acerola-Pulver oder Camu-Camu-Pulver. Auf diese Weise gelangst du zu großen Mengen des besten Vitamin C, welches du bekommen kannst.

So liefert die Acerola-Kirsche 1.700 mg Vitamin C und Camu Camu bis zu 2.000 mg Vitamin C pro 100 g. Zum Vergleich: Zitrusfrüchte enthalten etwa 50 mg Vitamin C. Vitamin C hat derart viele stark positive Wirkungen, dass du perfekt damit versorgt sein solltest.

Vergiss außerdem den angeblichen Vitamin-C-Bedarf, den offizielle Stellen für ausreichend erachten. 100 mg Vitamin C pro Tag sind gerade genug, damit uns nicht die Zähne ausfallen. Für alle anderen Funktionen bleibt dann jedoch kaum mehr etwas übrig.

Unsere Haut, unser Immunsystem, unser Blut, unsere Gefäße, die Leber, unsere Hormondrüsen und alle unsere übrigen Organe und Gewebe benötigen jedoch ebenfalls Vitamin C und geraten nun in einen latenten Vitamin-C-Mangel und alsbald in Gefahr, anfällig und krank zu werden.

Wenn du die Ernährung eines Steinzeitmenschen betrachtest, so dürfte dieser pro Tag über grünes Blattgemüse, Wurzeln und Wildfrüchte mindestens 1000 mg Vitamin C zu sich genommen haben.

Es gibt auch einheimische Vitamin-C-Lieferanten. Die Hagebutte, mit 1.250 mg Vitamin C oder den Sanddorn, mit 450 mg Vitamin C.

Granatapfel

Zwei der am besten erforschten Stoffe im Granatapfel sind einerseits seine Polyphenole im Saft, andererseits hormonwirksame Stoffe aus dem Öl der Granatapfelkerne. Letztere führen dazu, dass Kapseln mit Granatapfelkernöl gerne bei Wechseljahresbeschwerden genommen werden. Die granatapfelspezifischen Polyphenole gelten hingegen als massiv krebsfeindlich. In Studien wirkten sie gegen Brustkrebs, Prostatakrebs und Leukämie. ferner hemmen sie die Metastasenbildung.

Auch wer hohen Blutdruck hat, könnte zunächst eine Kur mit täglich zwei Gläschen Granatapfelsaft testen. Zeitgleich lässt der Saft überhöhte Cholesterinwerte fallen und reduziert arteriosklerotische Ablagerungen in den Blutgefäßen. Daher gilt der Granatapfel als hervorragende und vollkommen natürliche Unterstützung für das Herz-Kreislauf-System. Ganz nebenbei vertreibt der Granatapfel auch Candida Albicans, den lästigen Pilz, der gerne Darmbeschwerden, Hautausschläge, Scheideninfektionen,

Kopfschmerzen, chronische Müdigkeit und vieles mehr verursacht.

Wann auch immer du Granatäpfel auftreiben kannst, greife zu. Solltest du den Saft bevorzugen, so wählen unbedingt beste Qualität, also einen reinen und ungesüßten Granatapfelsaft. In Studien haben sich besonders der fermentierte Granatapfelsaft bewährt.

Als Zutat ins Müsli oder leckere Knabberei bietet sich überdies eine Aroniabeeren-Granatapfelkern-Mischung an. Geschmacklich ganz hervorragend zum Granatapfel passt übrigens der Ingwer.

Ingwer

Ingwer sollte in jedes Getränk gemixt werden. Ganz gleich ob Tee, Saft, Wasser, Smoothie, Proteindrink.

Für Ingwer-Tee mixe einfach ein Stück rohen Ingwer mit heißem Wasser. Ein solcher Tee ist sehr viel wirksamer als die üblichen Teerezepturen, bei denen der Ingwer viel zu lange gekocht wird. Ingwer verleiht Schwung, Konzentration und Frische. Er vertreibt außerdem Übelkeit und manche Formen von Schmerz. Bekannt ist die Schmerz lindernde Wirkung des Ingwers bei Kopfschmerzen, aber auch bei Muskelschmerzen.

Diabetiker, die regelmäßig Ingwer zu sich nehmen, laufen außerdem weniger Gefahr, grauen Star zu entwickeln, als Diabetiker, die den Ingwer nicht mögen. Ingwer scheint also auch die Augen zu schützen. Und wie es für ein Superfood typisch ist, wirkt auch der Ingwer stark krebsfeindlich. Er reduziert das Aggressionspotential von Krebszellen und kann entartete Zellen in manchen Fällen gar in den Selbstmord treiben.

Selbst äußerlich kann der Ingwer eingesetzt werden und in Form von Ingwerölen und Ingweressig gegen Schuppen und Haarausfall wirken.

Avocados

Avocados sind sehr ursprüngliche Früchte und ihr Fett ist vollkommen unberührt in der Frucht umschlossen. Es kann nicht oxidieren. Es gelangt völlig rein und naturbelassen in den Körper.

Die Avocado erhöht natürlich nicht den Cholesterinspiegel und trägt auch nicht zu Übergewicht bei. Die Avocado verringert laut Studien sämtliche Risikofaktoren, die zu Herz-Kreislauf-Problemen, zu Osteoporose, Krebs und Entzündungen führen könnten

Esse daher täglich eine bis zwei Avocados. Die buttrigen Früchte sättigen nachhaltig und passen in vielerlei Gerichte. Die Avocado sorgt also dafür, dass du kleinere Mengen der üblichen weniger gesunden Sattmacher isst, wie zum Beispiel Brot und Teigwaren.

Du brauchst weniger Butter und statt Sahne gebe nach dem Kochen pürierte Avocado in die Suppe. Auch zu Kartoffeln schmecken Avocados mindestens ebenso gut wie Butter. Wenn du ein Dressing oder Dip zubereitest, können Avocados das Öl oder Milchprodukt ersetzen. Bevor Sie also ein Salatöl von nicht ganz so guter Qualität verwenden, greife lieber zur Avocado.

Selbst gigantische Schokocremes oder ein Schokoeis werden in der Rohkostszene aus Avocados gezaubert.

Kurkuma

Kurkuma ist jenes Gewürz, das man am besten täglich verwenden sollte.

Curcuma ist ein hochwirksames Antioxidans und hilft nachweislich gegen Krebs , unterstützt die Zahngesundheit und kann zur Ausleitung von Quecksilber eingesetzt werden. Bei Kindern hat Curcuma offenbar schützende Wirkung gegen Leukämie.

Das Gehirn profitiert von Kurkuma ganz besonders, da es vom gelben Pulver vor Schäden durch Alkohol bewahrt wird. Doch auch bei Demenz und Alzheimer wirkt es positiv.

Kurkuma heilt die Leber, beugt Gallensteinen vor und hilft bei Diabetes. Selbst gegen Nasennebenhöhlenentzündungen ist Kurkuma ein wertvolles Hausmittel, ebenso bei Herpes und beim Reizdarm Syndrom.

Oregano

Oregano gehört auf keinen Fall nur auf Pizza. Es schmeckt sogar einwandfrei im grünen Smoothie und er passt gehackt aufs Brot mit Avocadomus. Oregano ist lecker im Salat, in jedem Burger, den du selbst machst, in jedem Auflauf und auch in fast jeder Suppe.

Oregano wird in deinem Körper stets für Ordnung und Sauberkeit sorgen. Er wirkt als natürliches Antibiotikum und befreit bei Parasitenbefall. Auch bei Pilzinfektionen gehört der Oregano zu den natürlichen Maßnahmen, bei Scheidenpilz kann der Oregano innerlich und äußerlich eingesetzt werden.

Warum gehört Kokosöl dazu?

Das Kokosöl wirkt gegen eine Vielzahl von Krankheiten und hilft Herz-Kreislauferkrankungen vorzubeugen. Menschen, die höhere Mengen an Kokosnüssen verzehren, gehören oft auch zu den gesündesten Menschen. Bei der in Südpazifik lebenden Bevölkerung gehört die Kokosnuss zum Grundnahrungsmittel und deckt etwa 60% des täglichen Kalorienbedarfes ab. Menschen dieser Regionen leiden nur sehr selten an Anzeichen oder Beschwerden von Herzerkrankungen, ebenso sind sie in den seltensten Fällen von Fettstoffwechselstörungen betroffen.

Der ganz einfache Grund, warum Kokosöl sich in die Reihe der Superfoods einordnen darf: seine Zusammensetzung und Wirkung ist einzigartig. Es ist antiparasitär, antiseptisch, antifungal, antibakteriell, antiviral, antimikrobiell und antimykotisch, es nimmt auch positiven Einfluss auf den Stoffwechsel und den Gefäßkranz. Ein wirkliches Allroundtalent.

Kokosöl in deinem Küchenalltag

Es ist leicht Kokosöl in deinen Alltag zu integrieren, in der Küche ist es ebenso ein absolutes Allroundtalent. Durch seinen hohen Rauchpunkt ist es besonders zum Anbraten, zum Backen, für die Fritteuse aber auch für den Wok geeignet. Auch zum Backen, in Desserts oder auch Cocktails eignet sich das Öl der Kokosnuss. Ich selbst rühre es auch unter meine Smoothies und in mein Müsli, es schwächt den Säuregeschmack von Früchten ab und verleiht eine cremige Konsistenz, dadurch benötige ich keine Honig oder andere süße Stoffe.

Kokosöl zum Braten

Die meisten Öle sind nicht zum Braten geeignet, sie enthalten Omega-6-Fettsäuren, welche beim Erhitzen gesundheitsschädliche Stoffe, die sogenannten Transfette entwickeln. Die Antioxidantien werden durch Hitze zerstört und die darauf folgende Oxidation lässt aus einem ursprünglich gesunden Öl eine schädliche Substanz werden. Kokosöl gilt als einziges Öl, das durch ein Erhitzen seine natürlichen, gesundheitsfördernden Eigenschaften beibehält. Ersetze hierfür die Butter oder das Öl in der Pfanne durch dieselbe Menge an Kokosöl.

Durch den niedrigen Schmelzpunkt von Kokosöl ist es bereits ab 25°C flüssig, falls du es in fester Form benötigst stelle es einfach kurz in den Kühlschrak. Mehrmaliges Schmelzen und Verfestigen hat keine Einfluss auf die Qualität oder Haltbarkeit des Öles.

Kokosöl zum Backen

In vielen Backrezepte wird Butter oder Margarine verwendet. Diese kannst du aber leicht durch Kokosöl ersetzten. Ersetzte hierfür einfach 100 Gramm Butter durch 60 Gramm Kokosöl und 3 Esslöffel Wasser. Das Kokosöl ist ergiebiger als Butter und enthält weniger Wasser, welches beim Backprozess verdampft.

Somit erhält dein Gebäck nicht nur einen zarten

wunderbaren Geschmack, es ist auch noch wesentlich gesünder als ein Buttergebäck. Für Veganer ist Kokosöl ebenso eine gute Alternative zur Einnahme von Fetten und sollte auf keinen Fall in ihrer Küche fehlen. Auch zum Einfetten des Backblechs oder der Backform kann Kokosöl prima verwendet werden. Der Kuchen löst sich nach dem Backen ebenso gut aus der Form wie nach dem Einsatz von Butter oder Backmargarine. Die Backzeiten und -temperaturen können bei der Verwendung von Kokosöl, wie im Rezept angegeben, eingehalten werden und bedürfen keiner Änderung.

Ein Tag voller Superfoods

Durch die Integration von Superfoods in deinen Alltag wirst du bald merken wie dein Energielevel steigt, dein Hautbild sich verbessert und Kopfschmerzen verschwinden. Eine ausgewogene und gesunde Ernährungsweise ist nicht nur für die Gesundheit wichtig, es hat auch Einfluss auf dein generelles Wohlbefinden und vor allem deine Stimmung. Wie du möglichst viele Superfoods aus unserer Liste in deinen Speiseplan packst, ist sehr leicht:

- Starte mit einem Ingwertee in den Tag. Wenn du magst, gebe Kurkuma hinzu.

- Gib in dein Müsli neben vielen frischen Beeren einen Mix aus Aroniabeeren und Granatapfelkernen und hebe einen Löffel Kokosöl unter. Streue je einen Löffel Traubenkernmehl und Baobab-Fruchtpulver darüber

- Am späten Vormittag genießt du einen grünen Smoothie mit reichlich grünem Blattgemüse und einigen Oreganoblättchen einen Teelöffel Kokosöl, sowie einer Tagesdosis Acerola-Pulver.

- Das Dressing zum mittäglichen Salat wird mit Meerrettich gewürzt, dazu ein Gemüse aus Brokkoli, einer anderen Kohlart oder dem Shiitake-Pilz. Der Reis dazu wird mit Kurkuma gewürzt.

- Am Nachmittag trinkst du ein oder zwei Gläser Granatapfelsaft.

- Aufs Vollkornbrot am Abend kommt Avocadomus mit Oregano. Dazu eine Portion rohes Sauerkraut mit einem Löffel Hanföl angerichtet.

- Als Snack knabberst du Kürbiskerne, Mandeln und zwischendurch einen würzigen Papayakern. Fülle Papayakerne in deine Pfeffermühle und verwenden sie zum Pfeffern deiner Speisen.

Ebenso kannst du Kokosöl beim Backen und Kochen verwenden. Ersetze das Öl oder die Butter, die du normalerweise verwendest einfach durch Kokosöl.

Einnahme:

Es ist irrelevant auf welche Weise das Öl verköstigt wird und ob es nun pur vom Löffel, im Smoothie, über Müsli oder auch als Zutat über dem gegarten Gemüse in den Körper gelangt. Wichtig ist, dass es vor dem Verzehr nicht stark erhitzt wurde und dadurch in seiner ursprünglichen, natürlichen Form verbleibt. Am besten ist rohköstliches Kokosöl. Des Weiteren, um 100 Gramm Butter zu ersetzten nimmst du 60 Gramm Kokosöl und 3 Esslöffel Wasser.

KAPITEL 4

KOKOSÖL UND DEINE GESUNDHEIT

Kokosöl kann größeren Einfluss auf unseren Körper nehmen, als wir es uns vorstellen können. Durch den Inhalt der Fettsäuren bietet es als homöopathische Alternative eine gute Möglichkeit zur ersten Hilfe, Regeneration oder auch Vorbeugung.

Virale Bakterien, Beschwerden und Ungeziefer

Täglich ist unser Körper Infektionen und Eindringlingen jeglicher Art ausgesetzt, wir sind ständig von Bakterien, Pilzen, Viren und Parasiten umgeben. Kokosöl kann deinen Körper bei diesem täglichen Kampf unterstützen.

<u>Herpes</u>

Kaum jemand kennt es nicht, dieses Kribbeln und Brennen an den Lippen und die kurze Zeit darauf folgenden Bläschen am Mund, die das Aussehen stark beeinträchtigen. Es gibt viele, in den meisten Fällen aber leider auch recht teure Produkte und medizinische Präparate auf dem Markt, die hier angeblich Abhilfe schaffen sollen.

Die in Kokosöl enthaltenen Caprylsäuren und Laurinsäuren sind in der Lage, die Herpes-Simplex-Viren abzutöten.

Hierzu muss einfach nur mehrmals täglich eine kleine Menge des Öls großflächig auf die leicht angefeuchtete, befallene Mundregion aufgetupft werden. Anschließendes ordentliches Händewaschen mit heißem Wasser und Seife ist Pflicht, will man nicht den Virus auf andere Hautstellen übertragen. Nach mehrmaliger Anwendung verschwindet das Spannungsgefühl rund um die befallene Mund-Region, die Entzündung kann sich schnell erholen und die Bläschen heilen rascher ab.

Trägt man bereits bei den ersten Anzeichen einer Herpes-Infektion Kokosöl auf die kribbelnde oder brennende Hautstelle auf, ist es gut möglich, dass erst gar keine Lippenbläschen entstehen und der Virus bereits vor dem richtigen Ausbruch der Infektion abgetötet werden kann.

Zu beachten, der Herpes-Simplex Virus stellt nicht nur ein kosmetisches Problem dar. Der Herpesvirus kann die feinen Nervenbahnen zwischen Lippen und Gehirn befallen und diese dauerhaft schädigen. Deshalb sollte, wenn nicht nach wenigen Tagen eine sichtbare Besserung eingetreten ist, bzw. sich die Lippenbläschen immer mehr ausbreiten, unbedingt ein Arzt zu Rate gezogen werden.

Karies und Mundgeruch

Das Ölziehen kann sich auf die Mundflora und damit auch auf die komplette Zahngesundheit positiv auswirken. Das Zahnfleisch wird durch regelmäßige Ölziehkuren gestärkt und Bakterien sowie Toxine, die den Zahnschmelz und die Schleimhäute angreifen, werden abgetötet. Eine wirksame Methode also, um auch Mundgeruch zu bekämpfen.

Das Kokosöl Ölziehen kann aber auch Zahnfleischbluten vorbeugen, gelockerte Zähne können wieder besseren Halt bekommen, Zahnbelag wird verringert, Kariesbakterien können abgetötet werden und die Zähne erscheinen weißer, ohne mit Schleifpartikeln, die leider in vielen Zahnaufhellern enthalten sind, gereinigt werden zu müssen. Eine zahnschonende Art und Weise also.

Die tägliche Kokosöl Ölziehkur ist eine traditionell ayurvedische und recht unkomplizierte Methode, um den Körper von unliebsamen Giften zu befreien. Das Öl wird in der Mundhöhle flüssig und vermischt sich nach und nach mit Speichel. Auf diese Weise kann es gut in Zahnzwischenräume und Zahntaschen eindringen und dort seine antibakterielle und entzündungshemmende Wirkung entfalten. Eingelagerte Gifte können aus den Schleimhäuten ausgespült werden, die Bakterien, die sich in Zahnzwischenräumen ansiedeln, können abgetötet werden, und der Mundraum wird somit nach und nach von schädlichen Stoffen befreit. Beugt man den Kopf beim Ölziehen auch eine Weile nach vorne, können belastende Bakterien aus den Stirn- und Nasennebenhöhlen entfernt werden.

Zu beachten, will man mit Kokosöl Ölziehen, ist es besonders wichtig, die Dauer des Ölziehens auf etwa zwanzig Minuten auszudehnen und diesen Zeitraum nicht zu unterschreiten. In dieser Zeit kann das Öl gut in die engen Zahnzwischenräume und Zahnfleischtaschen eindringen und dort die gesundheitsbeeinträchtigenden Bakterien eliminieren.

Der Zeitfaktor ist ein wichtiges Kriterium für die Wirkung der Kokosöl-Ölziehkur. Beim Zähneputzen, das in der Regel kaum länger als fünf Minuten dauert, ebenso bei einer Mundspülung, die meist nur wenige Sekunden durchgeführt wird, verbleibt ein Großteil der Bakterien im Mundraum. Es gibt kaum eine effektivere Methode als das Ölziehen, um Mund und Rachen gründlich zu reinigen.

Und so geht es:

Das Ölziehen sollte jeden Morgen direkt nach dem Aufstehen und auf jedem Fall vor dem Frühstück bei nüchternem Magen durchgeführt werden. Auch das Trinken, selbst Wasser, sollte vor der Ölziehkur unterlassen werden.

Zunächst sollte man die Zunge gründlich reinigen. Dies kann Mithilfe einer ausschließlich hierfür vorgesehenen Zahnbürste erfolgen oder mit einem speziellen Zungenreiniger oder Zungenschaber, die man in jedem gut sortierten Drogeriemarkt und in Apotheken erhält. Zahnprothesen müssen vor der Ölziehkur entfernt werden.

Jetzt kannst du mit dem Ölziehen beginnen. Nehme dazu etwa einen Esslöffel voll Kokosöl in den Mund. Solltest du Probleme mit dieser Menge haben, kannst du auch mit weniger Öl beginnen. Mit der Zeit gewöhnt sich dein Körper an das Gefühl im Mund und du kannst die Menge steigern.

Im nächsten Schritt spülst du das Kokosöl im Mund hin und her. Lege den Kopf nicht in den Nacken, sondern halte ihn möglichst aufrecht oder nach vorne gebeugt. Versuche, möglichst locker und entspannt zu bleiben, um Muskelkrämpfe der in Gesichtspartie zu vermeiden. Ziehe, spüle und sauge das Kokosöl immer wieder zwischen die

Zähne, schüttele den Kopf, um die Öl-Speichel-Verbindung in Mundraum von einer auf die andere Seite schwappen zu lassen. Zwischendurch kannst du auch kurze Pausen einlegen, um das Öl wirken zu lassen. Das Gemisch mit den gelösten Giften darf nicht geschluckt werden, denn schließlich möchtest du diese ja aus dem Körper entfernen.

Die Anwendung sollte über einen Zeitraum von 20 Minuten erfolgen. Das Gemisch im Mund wird durch die Zufuhr von Speichel mit der Zeit immer flüssiger und erhält eine milchigweiße Farbe.

Hast du zwischenzeitlich das Gefühl, das Öl ausspucken zu müssen, weil sich dein Mund. zu sehr füllt, dann entleere deinen Mund und nehme für die restliche Zeit einfach noch einmal einen Löffel voll frisches Öl zum Spülen.

Nach der Spülzeit kannst du das Ölgemisch, das nun zahlreiche gelöste Bakterien und Toxine aus dem Mund-, Rachen-, Nasen- und Stirnraum enthält, einfach ausspucken.

Spüle anschließend deinen Mund und die Zahnzwischenräume mehrmals mit klarem, lauwarmem Wasser aus und spucke es immer wieder aus.

Nach dem Ölziehen müssen die Zähne trotzdem noch ordentlich geputzt werden, um auch restliche Rückstände von den Zähnen und aus den Zwischenräumen zu entfernen. Dann steht deinem ausgiebigen Frühstück nichts mehr im Weg. Danach wie gewohnt die Zähne mit einer Zahnbürste und einer milden Zahncreme reinigen.

Eine Ölziehkur ersetzt das gründliche Zähneputzen nicht

und dient lediglich als zusätzliche Maßnahme zur Zahnhygiene.

Falls du Medikamente auf nüchternen Magen nehmen musst, sollte die Einnahme erst nach der Ölziehkur erfolgen. Führe die oben genannte Schritte durch, nehme die Arznei und frühstücke anschließend.

Häufig wird die Frage gestellt, weshalb man gerade Kokosöl zum Ölziehen verwenden sollte, denn man könnte auch kalt gepresstes Bio Sesamöl oder Bio Sonnenblumenöl Kur einsetzen. Die Antwort: Kokosöl verfügt neben der antibakteriellen Wirkung auch noch über entzündungshemmende Eigenschaften, welche die Kur noch effektiver werden lässt.

Übrigens können auch schon Kinder, die das Zähneputzen und Mundspülen beherrschen, mit Kokosöl Ölziehen. Achte aber auf jedem Fall darauf, dass die Speichel-Öl-Mischung komplett ausgespuckt und nicht geschluckt wird.

Zecken, Läuse, Flöhe, Mücken und Milben

Durch Zecken werden Krankheiten wie FSME oder Borreliose übertrage. Eine Infektion kann Menschen wie auch Tiere betreffen. Durch eine Fell oder Hautbehandlung mit Kokosöl bewahrt diese auf natürliche Weise vor einem Zeckenbiss. Grund hierfür ist der hohe Gehalt an Laurinsäure. Durch Studien ist belegt das Zecke, Läuse und Flöhe 75% bis 88% der Hautpartien meiden, welche mit Laurinsäure behandelt wurden. Auf den betroffenen Hautstellen sind die Zecken wieder schnell abgefallen ohne die Haut zu verletzten. Diese Wirkung hält 6 Stunden an. Ebenso wehrt eine Haut, welche mit Laurinsäure behandelt wurde Mücken und Milben ab.

Zur Anwendung von Kokosöl bei Tieren, nehme etwas Öl reibe es in eine Fellbürste und bürste anschließend das Fell deines Tieres. Diese Methode eignet sich bei Hunden, Katzen, Kleinnagetieren aber auch bei einem Pferd. Zusätzlich zu dem Schutz vor den Parasiten bringt das Kokosöl das Fell zum Glänzen und macht es weich und leicht kämmbar. Eine Behandlung mit Öl kann alle paar Tage erfolgen.

Pilze

Es gibt eine Vielzahl an Pilzinfektionen, die den menschlichen Körper befallen können. Die bekanntesten davon sind wohl Fußpilz und Nagelpilz, beide ausgelöst durch Faden- und Sporenpilze, welche zu der Kategorie der Dermatophyten zählen.

Des weiteren reiht sich auch der Scheidenpilz hier ein, jedoch wird dieser meist durch den Pilz Candida albicans verursacht. Auch die normale Haut kann von dem Candida Pilz befallen werden und wird in der Regel als Dermatomykose bezeichnet. Alle haben sie eines gemeinsam: Sie rufen ein starkes Jucken hervor und breiten sich, wenn sie nicht behandelt werden, schnell weiter aus.

Kokosöl hat eine fungizide Wirkung und kann deshalb gut für die Behandlung von Pilzinfektionen eingesetzt werden. Die enthaltenen mittelkettigen Fettsäuren Capryl-, Caprin- sowie Laurinsäure sind in der Lage, Pilze abzutöten, ihnen vorzubeugen und vorhandene Infektionen abheilen zu lassen. Gleichzeitig hat Kokosöl eine antibakterielle Eigenschaft, die Entzündungen entgegen wirkt.

Natives Kokosnussöl kann sowohl innerlich, als auch äußerlich gegen Pilze angewandt werden und bietet somit als Alternativmedizin ein recht breites Spektrum an Behandlungsmöglichkeiten. Die wissenschaftlichen Erkenntnisse, zu denen man über mehrere Studien gelangt ist, reichen mittlerweile aus, um Kokosöl als wirksames Naturheilmittel gegen Pilzinfektionen bezeichnen zu können.

Mischt man Kokosöl mit ein wenig natürlichem Lavendelöl oder einem Tropfen reinem Zimtöl, lässt sich die Wirkung, wenn man die gewonnene Tinktur äußerlich aufträgt, noch verstärken. Durch diese ätherischen Öle wird die Durchblutung angeregt, was förderlich zur Regeneration beiträgt.

Bei einem starken Pilzbefall oder wenn man das Gefühl hat, den Pilz nicht in den Griff zu bekommen, sollte auf jeden Fall ein Arzt aufgesucht werden. Die Sporen können sonst auf andere Körperregionen übertragen werden und sich dort weitere Areale befallen.

Prinzipiell gilt bei einem Befall von einem Pilz, dass die Strümpfe, bei Fußpilz, die Unterwäsche , bei Vaginal- bzw. Eichelpilz und alle Hand- sowie Duschtücher einer heißen Wäsche unterzogen werden müssen. Die Handtücher sollten von keiner anderen Person genutzt und nach Gebrauch ausgetauscht werden. Nur so lässt sich ein Ausbreiten der Pilzinfektion vermeiden.

Nagelpilz

Gepflegte Hände und Füße sind das Aushängeschild einer jeden Person. Deshalb ist es vielen wichtig, dass beides sauber und ordentlich aussieht und man sich damit „sehen lassen“ kann. Wer kann da schon einen Nagelpilz gebrauchen?

Unter Nagelpilz versteht man, wie der Begriff schon aussagt, eine Pilzerkrankung der Nägel. Mediziner bezeichnen ihn in ihrer Fachsprache auch als Onychomykose, lateinisch Onycho = Nagel, Mykose = Pilzerkrankung. Kokosöl wirkt durch die enthaltenen mittelkettigen Fettsäuren Laurinsäure und Caprylsäure antifungal.

Die Onychomykose wird meist durch feine Fadenpilze hervorgerufen, seltener durch Schimmel- oder Hefepilze.

Behandelt man die Pilzerkrankung nicht rechtzeitig, kann es zu äußerst hässlichen Deformationen, bis hin zum Komplettverlust der befallenen Nägel führen. Zudem kann sich der Pilz ausbreiten und daneben liegende Areale in Mitleidenschaft ziehen.

Das sieht nicht nur unschön aus, eine Nagelpilz-Erkrankung an den Füßen kann auch durchaus sehr schmerzhaft sein und das Gehen beeinträchtigen. Sind die Fingernägel stark vom Pilz befallen, kann dies sogar die Motorik der Hände beeinflussen. Hat man also den Verdacht, von einer Onychomykose heimgesucht worden zu sein, ist schnelles Handeln sinnvoll, um Schlimmeres zu vermeiden. Kokosöl kann hier ein sehr wirksames Hausmittel sein, das nicht auf chemischen oder synthetischen Stoffen basiert.

Kokosöl wirkt gegen Nagelpilz durch die viele mittelkettige

Fettsäuren, welche antimikrobielle, antivirale und antimykotische, also pilzhemmende, Eigenschaften aufweisen, allen voran die Laurinsäure und die Caprylsäure. Deshalb sollte natives Kokosöl das Hautöl erster Wahl sein, wenn man von einer Pilzerkrankung betroffen ist. Kokosöl hilft bei einer Pilzinfektion sowohl äußerlich als auch innerlich angewendet. Im Idealfall sollte man beide Optionen nutzen, um der Krankheit schnell abzulegen

Fußpilz

Unangenehmes Jucken und Brennen zwischen den Zehen deutet in vielen Fällen auf eine Pilzinfektion hin. Im Schwimmbad, in Umkleidekabinen, in der Sauna, nahezu überall lauert der Pilzerreger. Aber wie kann man sich vor Fußpilz schützen, und wie vor allem wird man ihn wieder los, wenn es einen dann doch einmal erwischt hat?

Ein hochwertiges Kokosöl kann unter Umständen Schutz bieten und den Fußpilz abtöten. Das Öl enthält eine pilzfeindliche Fettsäure , die Caprylsäure, welche Pilzinfektionen verhindern und die Ausbreitung bekämpfen kann.

Kokosöl kann auch als vorbeugende Maßnahme gegen eine Infektion mit Fußpilz angewendet werden. Vor dem Schwimmbad- oder Saunabesuch solltest du die Füße mit einer kleinen Menge Kokosöl einreiben und es gut einziehen lassen.

Will man sich effektiv und langfristig vor Fußpilz schützen, muss man stets peinlich auf eine ordentliche Fußhygiene achten. Nach jedem Waschen sollte man auf jedem Fall immer die Zehenzwischenräume gut trocknen.

Die Fußpflege mit Kokosöl und der möglicherweise damit verbundene Schutz vor einer Pilzinfektion kann einen weiteren positiven Nebeneffekt erzielen.

Das Öl kann nämlich selbst stark verhornte Haut an den Füßen wieder weich und geschmeidig machen.

Candida Pils

Taucht der Begriff *Candida* auf, ist damit in den meisten Fällen *Candida albicans* gemeint – ein Hefepilz, der sich vor allem auf den Schleimhäuten im Darmbereich, im Mund- und Rachenraum, sowie im Genitalbereich niederlässt.

Solange dieser Pilz nicht überhandnimmt, stellt er normalerweise kein gesundheitliches Risiko dar. Allerdings wird es problematisch, wenn die körpereigene Immunabwehr im Ungleichgewicht ist, denn dann kann der Pilz sich explosionsartig im Körper ausbreiten und der Befall bedarf unbedingt einer ärztlichen Behandlung.

Für die Behandlung von Candida albicans hält die Schulmedizin eine Vielzahl an Arzneimitteln parat. Aber auch Naturheilmittel können gegen die Pilzbesiedlung eingesetzt werden. Natives Kokosöl ist hier ein besonders wirksames Mittel gegen diesen Hefepilz. Kaltgepresstes Kokosöl verfügt über eine antimykotische Wirkung und kann Pilze und Keime abtöten. Bei besonders schweren Pilzinfektionen sollte auf jeden Fall ärztlicher Rat eingeholt werden, aber das natürliche Heilmittel kann durchaus begleitend zur schulmedizinischen Behandlung eingesetzt werden.

Bei einer Pilzbesiedlung der Mundschleimhäute kann das

Ölziehen mit Kokosöl sehr hilfreich sein. Die genaue Anwendung findet sich auf Seite 32 unter der Rubrik Mundgeruch und Karies. Beim Ölziehen werden Keime, die im Mund- und Rachenraum nichts zu suchen haben, aus den Schleimhäuten und Zahnzwischenräumen ausgespült. Auf diese Weise kann man sowohl Candidakeime, als auch Karies verursachende Bakterien abtöten und anderen Infektionen vorbeugen. Desweiteren ist das Zähneputzen mit Kokosöl ganz hilfreich, ebendiese krankmachenden Keime zu bekämpfen.

Eine Candidainfektion kann sehr unangenehme Symptome mit sich bringen. Gerne nistet sich der Pilz in Hautfalten, zum Beispiel unter der Brust, in Armbeugen oder Kniekehlen ein. Hier kann es zu allergieähnlichen Symptomen wie Pusteln und Bläschen kommen. Besonders beliebt sind jedoch eher die ständig feuchteren Körperregionen, wie der After- und Genitalbereich, im Volksmund als Scheidenpilz betitelt. Starkes Jucken der Haut, Schwellungen und Rötungen sind nur einige der negativen Begleiterscheinungen. Bereits bei den ersten Symptomen, vor allem bei milchigem Ausfluss und kleinen Pickelchen im Intimbereich, sollte man direkt entgegenwirken, um eine weitere Verbreitung der Pilzinfektion zu vermeiden. Greift man schnell ein, kann Kokosöl noch recht gute Abhilfe schaffen, ehe sich der Befall auch auf anderen Körperregionen festsetzen und ausbreiten kann.

Meist ist eine Darmbesiedlung der Auslöser, wogegen Kokosöl in seiner puren Form eingenommen werden sollte. Die Einnahme stellt sich dabei sehr einfach dar. Täglich drei Tee- bis Esslöffel voll Kokosöl reinigen den Darm von Pilzen und wirken dem Befall entgegen. Da Kokosöl ein wurm- und pilzwidriges Darmniveau schafft, wird gleichzeitig einer Neubesiedlung vorgebeugt. Es macht also durchaus Sinn, das Öl auch vorbeugend in den täglichen Ernährungsplan einzubinden.

Ist die Haut von einem Pilz befallen, kann man Kokosöl als Anti-Pilz-Creme verwenden. Dies gilt sowohl für Candida-Pilze als auch für anderen Pilzbefall. Nagelpilz, Fußpilz, Schuppenflechte, sie alle können mit Kokosöl behandelt dadurch gelindert oder gar geheilt werden. Für die Behandlung sollte mehrmals täglich eine kleine Menge Kokosöl auf die feuchte Haut aufgetragen werden. Die befallene Stelle sollte nicht abgedeckt werden. So kann die Haut atmen, das Öl kann besser einziehen und seine volle Wirkung entfalten. Da Kokosöl kaum allergiepotential besitzt ist kaum mit Nebenwirkungen zu rechnen. Auch gegen Scheidenpilz kann Kokosöl äußerlich verwendet werden. Dabei einfach mehrmals täglich die inneren Schamlippen mit dem Öl einreiben. Das Öl lindert den unangenehmen Juckreiz, beruhigt die Haut und kühl angenehm.

Wichtig zu beachten ist jedoch, die enthaltene Caprylsäure greift die äußere Hülle der Pilz-Organismen an und zerstört dieses. Oftmals verschlechtert sich kurzfristig das Krankheitsbild nach Einnahme der Fettsäure. Dies liegt daran, dass die Pilzhülle durch die Säure aufgespalten wird und die Erreger zunächst in großem Maße freigesetzt werden. Die Symptome verschwinden jedoch, wenn man weiterhin mit der Einnahme fortfährt. Nach etwa vierzehn Tagen sollte eine fühlbare Besserung eintreten.

Warzen

Kokosöl verfügt über besonders antibakterielle und antimykotische Eigenschaften und kann deshalb erfolgreich zur Behandlung gegen Warzen eingesetzt werden. Unsere Haut ist die äußere Schutzhülle unseres Körpers und bietet eine große Angriffsfläche für unterschiedliche Erreger.
Diese können die äußere Hautschicht durchdringen, siedeln sich dort an und vermehren sich, wodurch besonders lästige, aber teilweise auch gefährliche Hautveränderungen entstehen können. Durch eine gezielte Behandlung mit Kokosöl können diese Veränderungen wieder relativ schnell abheilen.

Warzen sind normalerweise eher harmlos, jedoch wird, je nachdem an welcher Körperstelle sie auftreten, das Aussehen stark beeinträchtigt. Vor allem an den Händen und im Gesicht sehen Warzen unschön aus und nicht selten leiden Menschen auch psychisch unter dieser Erscheinung. Im Handel findet man zwar ziemlich viele Anti-Warzenmittel, die jedoch oft erhebliche Nebenwirkungen hervorrufen können. Die Behandlung mit diesen Mitteln ist zudem auch nicht immer schmerzfrei. Kokosöl wirkt gegen warzenauslösende Viren und kann diese schmerzfrei verschwinden lassen.

In den meisten Fällen sind HPV-Viren, Humane Papillomaviren, die Auslöser von Warzen. Eine Warze entsteht an der Körperstelle, wo der Krankheitserreger in die Haut eingedrungen ist. Übertragen werden die Viren, die sich in den Zellen der Warze befinden, durch Berührung der Hautveränderung oder durch den indirekten Kontakt, wie zum Beispiel über Hautschuppen. Gerade dort, wo man viel barfuß läuft, ist das Risiko einer Ansteckung besonders groß. In Saunen, im Schwimmbad, aber auch in Umkleidekabinen von Einkaufshäusern, Boutiquen und Turnhallen sollte man daher darauf achten, stets Badeschuhe oder in Umkleiden zumindest Strümpfe zu tragen.

Auch in Handtüchern und in Hotelbettwäsche, die nicht heiß genug (unter 95°C) gewaschen wurde, lauern HPV-Viren. Sollte ein Familienmitglied Warzen haben, sollte man also sorgfältig darauf achten, nicht das gleiche Handtuch wie der Betroffene zu benutzen und dessen Wäsche dementsprechend heiß zu reinigen.

Durch winzige Verletzungen, Hautschürfungen und Risse, aber auch durch aufgeweichte Haut, wie es nach einem Besuch im Schwimmbad, der Sauna oder dem Dampfbad der Fall ist, können die Krankheitserreger in die Haut eindringen. Eine Infektion ist nicht zwangsläufig festzustellen. Manchmal kann es Monate dauern, bis eine Veränderung der Haut sichtbar wird. Meist ist erst eine kleine Hautwucherung zu bemerken, wobei die obere Hautschicht oder Hornhaut etwas verdickt ist.

Dornwarzen entstehen in den meisten Fällen an den Fußsohlen. Durch den ständigen Druck beim Gehen wächst die Warze tunnelartig in die Tiefe. In der Mitte sind meist kleine, dunkle Punkte zu sehen, die durch haarfeine Einblutungen entstehen. Ist der „Dorn“ besonders tief eingewachsen, drückt dieser bei jedem Schritt auf die Nervenfasern in der Fußsohle, die dann einen Schmerzimpuls an das Gehirn senden. Bitte niemals eine Dornwarze aufkratzen. Gerade das Blut, das aus der Warze austritt, enthält Unmengen von Viren und kann so weitere

Körperteile infizieren.

Um eine Warze mit Kokosöl zu behandeln, benötigt man ein Wattestäbchen das man mit Kokosöl tränkt. Somit lassen sich kleine Warzen am besten behandeln. Nach dem Duschen und Abtrocknen, behandelt man die Warzen punktuell und klebt ein Pflaster über. Der Vorgang sollte nach jedem Duschen, jeder Wäsche wiederholt werden. In vielen Fällen hat eine zwei- dreiwöchige Behandlung ausgereicht, um die Warzen dauerhaft zu entfernen. Falls die Warze nach etwa drei bis vier Wochen nicht ganz verschwunden ist oder wenigstens kleiner geworden ist, kann man auch den Versuch starten, Kokosöl mit Teebaumöl zu mischen. Hierzu 3 Teile Kokosöl mit 1 Teil Teebaumöl verrühren, in einen sauberen Behälter abfüllen, täglich mehrmals auf die Warze auftupfen und pflastern.

In ganz extremen Fällen lässt sich der Gang zum Hautarzt nicht vermeiden. Aber einen Versuch mit einem natürlichen Mittel ist es immer erst einmal wert.

Für die Schilddrüse

Die Schilddrüse reguliert den Stoffwechsel und entscheidet, vereinfacht dargestellt, wie viele Kalorien verbrannt werden sollen. Die mittelkettige Fettsäuren des Kokosöls können den Stoffwechsel steigern und dabei die Schilddrüse gesund halten. Somit kann das Kokosöl einen direkten positiven Einfluss bei der Schilddrüsenunterfunktion übernehmen. Offensichtlich sind die Fettsäuren in der Stimulation äußerst effektiv. Dank einer stabilen Schilddrüse erhält der Organismus automatisch mehr Energie und man kommt aktiver durch den Tag. Doch auch hier gilt, bei ernsthaften Erkrankungen immer einem Arzt mit einbeziehen. Aufgrund der Nebenwirkungsfreiheit schadet eine tägliche Einnahme von Kokosöl jedoch nicht.

Des Weiteren ist in Kokosöl das Spurenelement Selen enthalten, welches im menschlichen Körper als Baustein für zahlreiche Eiweisse, für den Schutz von Zellen, für die Aktivierung der Schilddrüsenhormone, für die Stärkung des Abwehrsystems und für die Fruchtbarkeit von Männern benötigt wird.

Gegen Gelenkschmerzen

Die Ernährung spielt eine wichtige Rolle in der Prävention und Linderung von Gelenkschmerzen. Einige Lebensmittel fördern Entzündungen und Schädigungen der Gelenke. Andere Lebensmittel wiederum wirken entzündungshemmend und somit gelenkschonend. Zu den entzündungshemmenden Lebensmitteln gehört unter anderem das Kokosöl. Das naturbelassene Kokosöl enthält eine Vielzahl an Antioxidantien, welche eine Körper schützende und entzündungshemmende Aufgabe haben. Außerdem haben die kurz- und mittelkettigen Fettsäuren des Kokosöls eine Stoffwechsel steigernde Funktion, welche bei dem Abtransport der Entzündungen aus dem Körper behilflich sind.

Gegen Diabetes

Die Fettsäuren im Kokosöl nehmen eine wesentliche Rolle bei der Regulation des Blutzuckerspiegels ein: Es verlangsamt den Verdauungsprozess, was zu einer besseren Nährstoffaufnahme der aufgenommenen Lebensmittel führt und den gesamten glykämischen Index der Nahrung senkt. Wird zu einer kohlenhydratreichen Mahlzeit das Kokosöl hinzugefügt, so wird die Glucose, welches ein Bestandteil der Kohlenhydrat ist, langsamer abgebaut. Dieser Prozess sorgt auch nach einer Mahlzeit für einen stabilen Blutzuckerspiegel.

Langkettige Fettsäuren verhindern in den Zellen die Absorption vom Blutzucker und erhöhen die Entstehung einer Insulinresistenz, was häufig der Grund für den Diabetes ist.

Zudem schont Kokosöl die Bauchspeicheldrüse und das Enzymsystem des Körpers. Kokosöl verbessert die Insulinempfindlichkeit und den Glucosetoleranzwert. Durch die Aufnahme von Kokosöl in die alltägliche Ernährung kann der Stoffwechsel erhöht und die Funktionalität von Insulin gesteigert werden. Somit ist auch Diabetikern eine Fettverbrennung möglich.

Chronische Krankheiten

Krankheiten, welche chronisch sind, sind oftmals eine Belastung für den Erkrankten. Sie sind langanhalten und nur äußerst schwer heilbar.

Neurodermitis

Neurodermitis ist eine chronische Hautkrankheit und wird als endogenes utopisches Ekzem bezeichnet, welches sich durch besonders stark juckende, gerötete und schuppende

Hautstellen bemerkbar macht. Die Krankheit bricht meist schon im frühen Kindesalter oder während der Pubertät aus, Erkrankte leiden besonders im Winter. Dann nämlich ist der Juckreiz bei den meisten Patienten am schlimmsten. Oft erkranken die Kinder von an Neurodermitis erkrankten Personen ebenfalls an der chronischen und, laut Schulmedizin, nicht heilbaren Hautkrankheit.

Während klinischer Studien an Neurodermitis-Patienten wurde festgestellt, dass auf die Haut aufgetragenes natives, kaltgepresstes Kokosöl den starken Juckreiz mindern und somit eine willkommene Linderung der Beschwerden erzielen kann. Selbst stärkste Ekzeme können mit Kokosöl behandelt werden. Das entzündungshemmende Öl wirkt feuchtigkeitsspendend und eignet sich somit ideal für kosmetische oder dermatologische Zwecke.

Hochwertiges Kokosöl ist ein Naturprodukt, das gänzlich ohne Chemie auskommt. Selbst für Menschen mit Hautproblemen ist es sehr gut verträglich, da es die Haut nicht reizt.

Wird das Öl im Kühlschrank aufbewahrt, bringt es schnelle Linderung bei heftigen Neurodermitis-Schüben. Die Haut heilt durch die enthaltene Laurinsäure schneller und wird durch die kühlende Eigenschaft des Öls beruhigt. Nach einer Anwendungszeit von wenigen Wochen kann sich das Hautbild stark verbessern, die Haut kann wieder geschmeidig werden und Elastizität zurück erhalten.

Die Ursachen, die Neurodermitis hervorrufen, sind bisher nicht abschließend geklärt. Scheinbar spielen genetische Prädispositionen eine große Rolle, aber auch andere Auslöser sorgen immer wieder für den Ausbruch der

Schübe. Sind beide Elternteile von der atomischen Erkrankung betroffen, erkranken mit 60 – 80% -ger Wahrscheinlichkeit auch ihre Kinder an Neurodermitis. Trotz erblicher Belastung muss es aber nicht zwangsläufig zu einer Entwicklung mit Symptomen kommen.

Es gibt einige Auslösefaktoren, die einen Ausbruch und die damit einhergehenden Krankheitsschübe provozieren können. Manche Personen reagieren auf bestimmte Nahrungsmittel mit einem Schub, bei anderen sind die Auslöser parfümierte Pflegeprodukte oder darin enthaltene Konservierungsmittel. Auch Nikotinkonsum, Chlorwasser, Pollen, Tierhaare, Milbenkot und etliche andere Kontaktallergene können die Krankheitssymptome hervorrufen. Mitunter wird sogar sehr stark vermutet, dass Stress sowie geistige und körperliche Anspannung der Auslöser für Neurodermitis-Schübe sein können. Eine zentrale Rolle spielt es also, diese Auslöser herauszufinden und diese anschließend weitestgehend zu meiden.

Typisch für eine Neurodermitis sind Hautveränderungen, Ekzeme, die mit einem starken Juckreiz als Hauptsymptom einhergehen. Oftmals ist dieser Juckreiz so stark, dass sich die Betroffenen geradezu die Haut aufkratzen. Hierdurch wird die Symptomatik jedoch noch verschlimmert und es entsteht ein Teufelskreis, der sich nur schwer unterbrechen lässt. Durch aufgekratzte Hautstellen gelangen Bakterien unter die Haut und können dort zu Infektionen führen, die bei Neurodermitiden häufig zu weiteren Komplikationen führen. In erster Linie sollte man demnach versuchen, das Jucken und Kratzen einzudämmen und aus der Spirale auszubrechen.

Dies funktioniert ganz gut, indem man mehrmals am Tag

natives Kokosöl auf die betroffenen, leicht angefeuchteten Hautstellen aufträgt. Kokosöl lindert den Reiz und kühlt die Haut. Zudem kann es Entzündungen vorbeugen und vorhandene, aufgekratzte Wunden schneller abheilen lassen.

Schuppenflechte

Die Schuppenflechte, auch Psoriasis genannt, zählt zu den chronischen, entzündlichen und meist schubförmig verlaufenden Hautkrankheiten. Leidest du an einer Schuppenflecht, dann spürst du das, im Gegensatz zur juckenden Neurodermitis, meist nicht. Du kannst eine Schuppenflechte am Ellenbogen, den Knien, am Steißbein, hinter den Ohren und auf dem Kopf entwickeln. Die Gefahr, ist umso größer, wenn die Krankheit in deiner Familie schon mal aufgetreten ist, denn der Schuppenflechte liegt ein vererbbarer Immundefekt zugrunde.

Die im Kokosöl enthaltenen Säuren Caprin-, Capryl- und Laurinsäure können die entzündeten Hautstellen bei Hautkrankheiten wie auch Schuppenflechte heilen helfen. Viele Patienten berichten schon nach einer kurzen Anwendung, dass die Rötungen zurückgehen und sich das Hautbild zusehend bessert. Eine alleinige Behandlung der Schuppenflechte mit Kokosöl ist jedoch nur zu empfehlen, wenn dies vorher eingehend mit dem behandelnden Arzt besprochen wurde. Schlimmere Ausprägungen dieser Art der Hautkrankheiten können sich nämlich auch auf Knorpel und Gelenke legen. Also suche bitte deinen Arzt auf und sprich mit ihm darüber.

Schwere Krankheiten

Zu den schweren Krankheiten zählen solche, welchen lebensbedrohlich sind oder uns in unserer alltäglichen Routine stark einschränken und nachhaltig beeinträchtigen.

Herzkrankheiten

Palmitin-, Laurien- und Myristinsäure können nachweislich den Cholesterinspiegel erhöhen.

Allerdings sollte man diesbezüglich zwischen gutem und schlechtem Cholesterin unterscheiden. Palmitinsäure und Myristinsäure erhöhen das eher „schlechte" LDL-Cholesterin während Laurinsäure das „gute" HDL-Cholesterin anhebt.
Auf diese Weise wird das Verhältnis zwischen LDL- und HDL-Cholesterin wieder ausgeglichen. Das Aufkommen an LDL wird durch Palmitinsäure und Myristinsäure jedoch nicht über das Vermehren der kleinen und gesundheitsschädlichen Partikel erhöht, sondern sie lassen bereits bestehende Partikel anwachsen, die je größer sie werden, als ungefährlicher eingestuft werden können.

So ist Kokosöl im Hinblick auf erhöhte Cholesterinwerte entgegen oftmaliger Behauptungen wesentlich ungefährlicher. Cholesterin befindet sich in allen Zellen unseres Körpers und der höchste Wert findet sich im menschlichen Hirn wieder.

Krebs

Unsere Körperzellen gewinnen Energie, indem die Mitochondrien Glucose mit Hilfe von Sauerstoff verbrennen, dies ist die Zellatmung. Durch freie Radikale, Umweltgifte, Viren, ein übersäuertes Milieu oder auch chronische Entzündungen können die Mitochondrien geschädigt werden. Somit kann die Zellatmung nicht mehr ablaufen, um dennoch Energie zu gewinnen schaltet die Zelle einen anderen Stoffwechselprozess. Über sogenannte Gärprozesse wird die Glucose jetzt verbrannt. Bei Zellen, mit erkrankten Mitochondrien besteht eine erhöhte Gefahr, dass sich diese Zellen in Krebszellen wandeln. Krebszellen gewinnen ihre Energie nur über diesen Stoffwechselvorgang. Jedoch benötigen die erkrankten Zellen äußerst viel Glucose um diesen Stoffwechselprozess aufrecht zu erhalten und sich auszubreiten. Glucose ist in hohem Maß in isolierten Kohlehydraten und Zucker vertreten, welche in Süßigkeiten und Fertigprodukten in Unmengen zu finden sind.

Krebszellen besitzen zudem zehn mal mehr Insulinrezeptoren als eine gesunde Zelle, was dazu führt, dass sie viel mehr und viel schneller Glucose und andere Nährstoffe aus dem Blut aufnimmt. Das führt letztlich dazu, dass Krebszellen immer schneller wachsen und die gesunden Zellen unversorgt werden, ein Teufelskreislauf.

Die ketogene Reinigung

Krebszellen kann entgegen gewirkt werden. Eine andere Weise wie gesunde Zellen ihren Stoffwechsel aufrecht erhalten können ist, indem sie Ketone in Energie umwandeln. Ketone entstehen, wenn der Körper mittelkettige Fettsäuren aufnimmt und diese in der Leber zu Ketonen umwandelt. Krebszellen können diese Ketone nicht aufnehmen, wenn sich nur Ketone im Blutkreislauf befinden verhungern die Krebszellen.

Nach Dr. Thomas Seyfried, welcher wiederum die Warburg Theorie weiterentwickelt hat liegen die optimalen Blutzuckerwerte für die Abtötung von Krebszellen zwischen 55 und 65 mg/dl liegen. Die Keton-Werte sollten über 3 mmol/Liter und unter 7 mmol/Liter liegen.

Die ketogene Reinigung ist eine Art Fastenkur, bei der man nichts anderes zu sich nimmt als Kokosöl, Wasser, spezielle antioxidative Zusätze und die Komponenten eines Darmreinigungsprogrammes.

Diese Kur sollte zwischen drei und zehn Tage erfolgen. Bei bestehendem Krebs mit Metastasen wird die Reinigung laut Dr. Seyfried, wenn es die persönliche Konstitution zulässt, für volle zehn Tage durchgeführt.

Nach den Empfehlungen von Dr. Seyfried lautet die Anleitung für die ketogene Reinigung mit Kokosöl folgendermaßen:

- Nehme den Tag über alle drei Stunden zwei Teelöffel voll natives Kokosöl zu dir, insgesamt sollten es 8 bis 10 Teelöffel sein.

- Trinke ungefähr 3,8 Liter klares Wasser mit antioxidativen Zusätzen, wie frische Zitrone, Kurkuma, Apfelessig, Weizen- oder Gerstengraspulver.
  Durch die Antioxidantien, werden die Mitochondrien in den gesunden Zellen unterstützt und gegen freie Radikale gewappnet.

- Als Damreinigungspräparat, solltest du ein Präparat verwenden, welches auf einer natürlichen pflanzlichen Basis beruht. In diesem Präparat sollte sich zum Beispiel so etwas, wie die Mineralerde Betonit, Flohsamenschalenpulver und Probiotikum finden. Diese Bestandteile helfen Gifte und Bakterien an sich zu binden und auszuscheiden, wie auch eine natürliche Darmflora wieder aufzubauen.

Zusammengefasst bedeutet das also: Das Kokosöl versorgt die gesunden Zellen des Organismus mit Ketonen, sprich mit Brennstoff, ohne dass die Krebszellen genährt werden würden. Gleichzeitig verhilft das Kokosöl zu einem gesünderen Milieu, da es den Abbau von entzündlichen Prozessen unterstützt.

Die mittelkettigen Fettsäuren des Kokosöls weisen ferner antibakterielle, antivirale und antimykotische Wirkung auf, wodurch außerdem das Immunsystem entlastet und die Darmflora reguliert wird. Gerade bei Menschen, die an Krebs erkrankt sind, liegt oft eine Dysbiose, also eine aus dem Gleichgewicht geratene Darmflora oder sogar ein Pilzbefall vor, so dass das Kokosöl hier auf vielen Ebenen gleichzeitig aktiv werden kann.

Demenz

Die Alzheimererkrankung ist die häufigste Ursache von Demenz. Weltweit sind etwa 30 Millionen Menschen betroffen. Betroffenen ist die Fähigkeit verloren gegangen in bestimmten Hirnarealen Glucose zur Energiegewinnung zu verwenden. Ketone können unter bestimmten Umständen die Glucose ersetzen und die Hirnareale mit Energie versorgen. Somit können Ketone als Alternative Energiequelle genutzt werden und Alzheimer reduzieren.

Kokosöl ist sehr reichhaltig an mittelkettigen Fettsäuren, diese Säure werden nach dem Verzehr in der Leber zu Ketonen umgewandelt.

Epilepsie

Die sogenannte ketogene Ernährung wird wie bei Demenz auch zur Behandlung von epileptischen Anfällen eingesetzt. Sie setzt sich aus einem hohen Fettanteil und einem geringen Kohlenhydratanteil zusammen. Dabei bezieht der Körper seinen Energiebedarf aus dem aufgenommenen hohen Fettbedarf und den namensgebenden Ketonkörpern.

Das Kokosöl bietet eine optimale Grundlage dieses Ernährungsstils. Der Ketongehalt wird in der Blutkonzentration erhöht und kann innerhalb weniger Tage bis Monate die Leistung der Mitochondrien erhöhen. Dabei werden die Mitochondrien im Körper als auch im Gehirn sowie die Synapsenverbindung im Gehirn erhöht.

Die höchste und bekannteste therapeutische Anwendung mit Hilfe der ketogenen Ernährung wurde in der Behandlung von medikamentenresistenten epileptischen

Kindern erzielt. Durch die Ernährungsumstellung konnte die Rate der Anfälle drastisch gesenkt werden. Ebenso wird der Untergang Alzheimer bedingter Hirnareale verhindert, beziehungsweise verlangsamt werden.

KAPITEL 5

KOKOSÖL UND ABNEHMEN

Wie, warum und wodurch das Öl beim Abnehmen unterstützen kann, lässt sich wieder durch die Zusammensetzung der Fettsäuren erklären, welche im zweiten Kapitel erläutert werden.

Durch diverse Studien wurde aufgezeigt, dass das Kokosöl eine regulierende Wirkung auf den ganzen Energiehaushalt des Körpers ausübt. Somit kann es langfristig zu einer gesunden Gewichtsabnahme beitragen. Gegenteilig zu vielen Diätversprechungen und Nahrungsergänzungsmitteln wird kein kurzfristiger Gewichtsverlust realisiert, der zu dem gefürchteten JoJo-Effekt führen kann. Nein, es unterstützt den Energiehaushalt so, dass du langsam und dafür langfristig abnimmst.

Der Grundsatz des Abnehmens

Zur Veranschaulichung der Wirkung von Kokosöl im Zusammenhang mit dem Gewichtsverlust erläutere ich dir zunächst kurz, wie der Organismus funktioniert.

Der wichtigste Grundsatz beim Abnehmen lautet:

Um abnehmen zu können, muss der Organismus über eine ausreichend lange Zeit weniger Energie zugeführt bekommen als er verbraucht.

Das ist das große Geheimnis des Abnehmens. Zum Abnehmen würde es also bereits ausreichen, weniger Energie mit der Nahrung aufzunehmen und gleichzeitig den Umsatz des Körpers an Energie zu erhöhen, was sich zum Beispiel durch Sport erreichen lässt. Das ist übrigens auch die Vorgehensweise, die fast alle Mediziner empfehlen.Das Problem dabei ist, dass der menschliche Körper eine schlaue Funktion besitzt, die in der Steinzeit und in Zeiten der Nahrungsmittelknappheit durchaus ihre Vorteile hatte. Der Körper erkennt die geringe Energiezufuhr und fährt daraufhin den gesamten Organismus auf eine Art Sparprogramm herunter. Der Körper geht also selbstständig davon aus, dass das Nahrungsangebot zur betreffenden Zeit knapp ist und stellt daher die Verwertung der bereits angelegten Fettdepots darauf ein. Das ist übrigens auch der Grund, warum Menschen am Anfang einer Diät zunächst schnell abnehmen und nach einigen Tagen das Gefühl bekommen, dass sich kein weiterer Gewichtsverlust mehr einstellt. In den ersten Tagen stellt sich der Körper entsprechend um, schaltet sein Notprogramm ein und bemüht sich dann mit weniger Energie auszukommen beziehungsweise mit seinen vorhandenen Depots besser zu haushalten.

Wird die Diät dann irgendwann abgebrochen, bemüht sich der Körper, mit der nun wieder reichlicher vorhandenen Nahrung besser umzugehen und lagert diese möglichst schnell in Form von Fettpolstern ein. Damit ergibt sich der berüchtigte JoJo-Effekt, mit dem die Menschen sehr schnell wieder zunehmen und nach einer Diät oft mehr wiegen als zuvor. Genau das ist jedoch ein Umstand, den Menschen mit dem Wunsch abzunehmen nicht haben möchten.

Warum hilft Kokosöl beim Abnehmen?

Mit der Zufuhr hochwertiger und mit bestimmten Wirkungen ausgestatteter Nahrungsmittel gelingt es, den Organismus beim Abnehmen zu unterstützen und somit langfristig gute Erfolge zu erzielen. Kokosöl ist ein solches hochwertiges Nahrungsmittel. Im Gegensatz zu Zucker, ist Kokosöl ein besonders gesunder Energielieferant.

Es enthält mittelkettige Triglyceride, die vom Körper komplett anders verarbeitet werden, als alle anderen Fette. Diese Fette werden von der Leber absorbiert und benötigen im Rahmen des Verdauungsprozesses auch keine Gallenflüssigkeit. Im Zuge dieses Vorgangs werden die mittelkettigen Triglyceride in Ketone umgewandelt. Die Ketone wiederum geben dem Körper Energie, werden aber nicht in Form von Fettdepots in den Zellen eingelagert. Der Stoffwechsel wird angekurbelt, der gesamte Organismus inklusive Gehirn und Muskeln erlebt einen Leistungsschub, was in Verbindung mit Bewegung zu einem erhöhten Kalorienverbrauch führt. Trotzdem erhöht sich der Blutzuckerspiegel nicht, und der gesamte Verdauungsapparat wird ebenfalls nicht belastet. So kann man mit Kokosöl abnehmen, ohne den Körper zu belasten.

Die Anwendung

Um Mithilfe von Kokosöl abzunehmen, benötigt es keine komplizierten Berechnungen oder Zubereitung von Nahrungsmitteln. Je nach Körpergewicht reicht die Menge von einem Esslöffel bis einem Teelöffel täglich aus, um den gewünschten Effekt zu erzielen. Das Kokosöl kann entweder pur oder zusammen mit anderen Nahrungsmitteln eingenommen werden. Eine ausgewogene und fettarme Ernährung verstärkt die Wirkung des Kokosöls als natürliches Mittel zum Abnehmen und ist somit die ideale Ergänzung zum Kokosöl.

Kokosöl steigert die Leistungsfähigkeit

Der menschliche Organismus verstoffwechselt mittelkettige Fettsäuren schneller als langkettige Fettsäuren. Jedoch sind viele der täglich verzehrten Lebensmittel mit langkettigen Fettsäuren gespickt. Bei überdurchschnittlichem Konsum von langkettigen Fettsäuren führen diese zu Trägheit, Müdigkeit, Abgeschlagenheit und folglich zur Gewichtszunahme.

Dagegen werden die mittelkettigen Fettsäuren nach kürzester Zeit von der Leber aufgenommen und in Energie (Ketone) umgewandelt. Diese Energie kann für kognitive als auch für die körperliche Leistungsfähigkeit verwertet werden. Zudem regt es den Stoffwechsel an und wirkt somit gegen Müdigkeit und Erschöpfungszustände. Bereits nach 5 Minuten des Verzehrs liefert das Öl einen Energieschub. Kokosöl gilt als Geheimtipp in der Sportwelt und als Hilfsmittel zur Konzentrationssteigerung vor Klausuren und Prüfungen.

Dein Stoffwechsel

Fettleibigkeit, Adipositas und Übergewicht beschreiben alle dasselbe Krankheitsbild: zu große Fettanlagerungen am Körper. Übergewicht gehört zu einem der weltweit größten Gesundheitsproblemen. Eine Zunahme entsteht durch eine zu hohe Zufuhr von Kalorien, jedoch muss man dort nochmals je nach Lebensmittel differenzieren. Verschiedene Lebensmittel beeinflussen den menschlichen

Körper und seinen Hormonhaushalt unterschiedlich. Einige Lebensmittel erhöhen den Stoffwechsel, als auch die Fettverbrennung während andere Nahrungsmittel die Fettanmehrung an bestimmten Körperregionen steigern.

Die mittelkettigen Fettsäuren, zu welchen auch die Laurinsäure gehört, erhöhen den Stoffwechsel um mehr als das Dreifache im Vergleich zu langkettigen Fettsäuren. Somit wird mit Hilfe von 15 bis 30 Gramm mittelkettiger Fettsäuren der Stoffwechsel innerhalb von 24 Stunden um fünf Prozent gesteigert. Umgerechnet entspricht dies einer Kalorienmenge von 120 Kalorien höherem Verbrauch pro Tag. Auf lange Sicht gerechnet kann Kokosöl den Stoffwechsel und eine Gewichtsabnahme steigern. Zur Verbrennung von einem Kilo Fett müssen circa 7000 Kalorien verbraucht werden.

Dein Sättigungsgefühl

Durch die Einnahme von Kokosöl wird dein Hungergefühl reduziert und dein Sättigungsgefühl gesteigert. Der Grund liegt in der Verstoffwechselung der mittelkettigen Fettsäuren. Die mittelkettigen Fettsäuren werden zu Ketogenen umgewandelt. Die Ketogenkörper besitzen eine Appetit senkende Eigenschaft und steigern zudem die Leistungsfähigkeit des Organismus.

Reduktion des Bauchfettes

Das Bauchfett, welches auch viszerales Fett genannt wird, ist das ungesunde und gefährliche Fett unseres Körpers. Es legt sich im inneren des Körpers um die Organe, dadurch werden diese in ihrer Beweglichkeit und Funktion eingeschränkt. Folglich erhöhen sich das Risiko der Entstehung von Entzündungen, Infektionen, Diabetes und Herzerkrankungen. Absolut jede Verringerung des Bauchfettes ist erstens positiv für die Gesundheit und wirkt sich zudem noch positiv auf den Stoffwechsel aus. Zudem wird die Langlebigkeit unseres Körpers gefördert und das Erkrankungsrisiko von chronischen Krankheiten vorgebeugt.

Kokosöl und Kalorien

Bei jeder Essensaufnahme verbrennt der Organismus ungefähr zehn Prozent der aufgenommen Nahrung, um diese zu verwerten. Dies heißt, dass bei einer Mahlzeit mit 500 Kalorien schon 50 Kalorien benötigt werden um die aufgenommene Nahrung in Energie, brauchbare Brennstoffe zu verwandeln und Nährstoffe aufzunehmen.

Wird dann noch das enthaltene Fett, welches bei der Zubereitung verwendet wurde durch Kokosöl ersetzt, wird der Stoffwechsel angekurbelt und die Kalorienverwertung um 15%, also 75 Kalorien erhöht.

Der Grund hierfür ist in der Molekularstruktur des Öles und dessen Verdauung im menschlichen Körper zu finden. Die mittelkettigen Fettsäuren des Kokosöls sind wasserlöslich, kürzer als langkettige Fettsäuren und letztlich besser verdaulich als Raps- oder Olivenöl. Durch den Umstand, dass die mittelkettigen Fettsäuren direkt in die Leber gelangen und dort in Ketogenkörper gewandelt werden, sind sie sofort als Energielieferant verfügbar. Es gibt daher keine Gelegenheit sie im Fettspeicher einzulagern.

Dennoch ist zu beachten, dass Kokosöl zu den Fetten gehört und ein Gramm im Durchschnitt neun Kalorien hat. Kokosöl sollte die anderen Fette ersetzten und nur in geringen Mengen zusätzlich eingenommen werden, wie zum Beispiel ein Teelöffel im morgendlichen Müsli oder im Tee. Bei zu übermäßigem Verzehr von Kokosöl kann dies natürlich auch wieder zur einer Zunahme führen.

Fazit

Die mittelkettigen Fettsäuren helfen den Stoffwechsel zu erhöhen, das Völlegefühl sowie das Sättigungsgefühl zu steigern und fördern den Entgiftungsprozess der Leber, wodurch Giftstoffe aus dem Bauchfett abgebaut werden.

Wird das Kokosöl täglich in die Ernährung integriert, kann es auf langfristiger Sicht zu einer enormen Reduktion des Bauchumfangs und genereller Gewichtsabnahme führen.

KAPITEL 6

KOKOSÖL ZUR KÖRPERPFLEGE

Seit Jahren wird Kokosöl in der Kosmetik genutzt, es zählt neben Shea und Kakao Butter zu einem der Basisgrundstoffe in der Naturkosmetik. Erfahre, für welche Körperregionen sich Kokosöl eignet und wo es angewendet werden kann.

Haut

Natives Kokosöl eignet sich durch seine Zusammensetzung und seine Wirkstoffkomplexe besonders zur Pflege von trockener Haut. Des Weiteren ist es ratsam Kokosöl bei empfindlicher Haut anzuwenden, welche zu Irrtationen neigt. Durch das Öl wird die Zellerneuerung angeregt und die Haut wird vor freien Radikalen geschützt. Somit werden Rötungen nach einem Sonnenbrand gemildert und durch die reichliche Nährstoffversorgung wird der Hautalterung entgegengewirkt.

So kann zum Beispiel ein Teelöffel Kokosöl als Badeöl im heißen Wasser aufgelöst werden. Es pflegt die Haut, reguliert den Feuchtigkeitshaushalt und verleiht ein samtiges Hautgefühl. Durch seine Molekülstruktur kann das Öl schnell von der Haut aufgenommen werden und die Feuchtigkeit spendende Wirkung entfaltet sich schnell.

Auch bei Akne, Windelausschlag, Neurodermitis und Schuppenflechte werden dem Kokosöl hervorragende Repair-Eigenschaften nachgesagt. Bei diesen Krankheitsbildern ist jedoch ein wenig Geduld gefragt, denn ein Erfolg stellt sich erst nach einer gewissen Zeit ein. Die im Kokosöl enthaltene Laurinsäure, die für die Wirkung gegen Viren, Bakterien und Pilze verantwortlich ist, bekämpft Hautentzündungen langfristig von innen heraus. Eine Akne heilt erst nach mehreren Anwendungen ab und das Hautbild kann sich sogar. für ein paar Tage eher verschlechtern. Da dem Kokosöl eine komedogene Wirkung nachgesagt wird, sollte überschüssiges, auf der Hautoberfläche verbliebenes Fett mit einem sauberen Baumwoll- oder Kosmetiktuch abgenommen werden, um ein Verstopfen der Poren zu verhindern. Das bereits in die Haut eingezogene Fett kann dann seine volle Wirkung entfalten.

Nach der Dusche oder einem Vollbad kann Kokosöl auch in die noch leicht feuchte Haut einmassiert werden. Gerade während der Schwangerschaft ist dies eine hervorragende Methode um Schwangerschaftsstreifen vorzubeugen. Ebenso kann es aber auch bei vorhanden Narben eingesetzt werden. Da das Öl sehr ergiebig ist, reicht hier eine Messerspitze voll Öl vollkommen aus. Auch Fußbäder mit Kokosöl sind sehr beliebt, denn sie beleben und pflegen gestresste Füße, abgestorbene Hautzellen lösen sich und die Füße werden nach mehrmaliger Anwendung zart und glatt. Zudem wird Nagel- und Fußpilz entgegengewirkt.

Bei der Verwendung von Kokosöl auf Schnittwunden und Hautabschürfungen wird der Heilungsprozess positiv beeinflusst.

Anwendungstipps:

Eincremen:

Zur optimalen Absorption von Kokosöl über die Haut, sollte die Haut etwas feucht sein. Es bietet sich somit an Kokosöl nach dem Duschen oder der Gesichtsreinigung zu verwenden.

1. Eine Bodylotion.

Nach dem Duschen solltest du dich trockenreiben oder tupfen, so dass deine Haut noch etwas feucht ist. Danach verwendest du Kokosöl und reibst dich damit ein.

2. Als Narbencreme.

Während des Eincremens nach dem Duschen, solltest du Stellen, an welchen du Narben hast etwas größere Aufmerksamkeit schenken. Dazu einfach noch einen wenig Kokosöl auf den Finger aufnehmen und in die Stelle der Narbe einmassieren. Durch diese Methode sind meine Narben blasser und geschmeidiger geworden.

3. Nach der Rasur.

Viele kennen Hautirritationen, die nach der Rasur auftauchen. Durch die entzündungshemmende Wirkung von Kokosöl eignet es sich ideal als Aftershave, wenn du äußert empfindliche Haut hast, kannst du es zusätzlich auch als Rasieröl verwenden. Durch seine Oberflächenstruktur und Wirkstoffe gleitet der Rasierer sanfter über die Haut, was wiederum zu weniger Irritationen führt.

Gesicht

Kokosöl ist für das Gesicht eine ausgesprochen gute Alternative zu herkömmlichen Pflegemitteln, die oftmals industriell gefertigt sind und eine Vielzahl an chemischen Substanzen enthalten. Viele der kosmetischen Erzeugnisse, die in der Industrie hergestellt werden, haben gar keine oder nur geringe Wirkung und die giftigen, teils sogar krebserregenden Inhaltsstoffe können durch die Haut in den Blutkreislauf gelangen. Ein kaltgepresstes, organisches, natives Kokosöl ist naturbelassen und wesentlich sicherer und seine Wirkung ist unumstritten. Kokosöl ist für die Gesichtspflege sehr vielseitig. Nutze es in deiner täglichen Pflegeroutine als Hautcreme, als Make-Up-Entferner oder zur Lippenpflege. Mit wenigen weiteren Zutaten lässt sich mit einigen Griffen auch Naturkosmetik selbst herstellen. Ein paar Rezepte und Anregungen findest dazu findest du im nächsten Kapitel.

Kokosöl zieht schnell in die Gesichtshaut ein und hinterlässt keinen unangenehmen Fettfilm. So wird selbst raue und schuppige Haut wieder weich und glatt. Das Hautbild sollte sich schon nach einer zweiwöchigen Anwendung verbessern.

Kokosöl Gesicht

Eines vorweg: Kokosöl sollte als Cremeersatz stets auf der noch feuchten Haut angewendet werden. Mit dem Öl wird die Feuchtigkeit in die Haut transportiert und dort in den Zellen gebunden. Kokosöl gilt als wahres Schönheitstalent, denn das Öl kann besonders schnell in die Haut einziehen und hält sich dort länger als viele andere Pflegeprodukte und Cremes auf Wasserbasis. Das Öl spendet der

Gesichtshaut auf diese Weise reichlich Feuchtigkeit und pflegt durch den großen Anteil an Vitaminen und gesunden Fettsäuren. Die Haut wird auf natürliche Weise aufgepolstert, kleine Fältchen verschwinden und der Teint wird glatt und geschmeidig. Kokosöl regt die körpereigene Neubildung von Kollagen an. Kollagen nennt man das faserige Protein, durch das unser Körpergewebe verbunden ist. Naturbelassenes Kokosöl schützt vor schädlichen Umwelteinflüssen, normalisiert den PH-Wert und wirkt wie ein Anti-Aging-Produkt.

Anwendungstipps:
1. Verwende Kokosöl als natürlichen Make-up-Entferner.

Durch seine natürliche Inhaltsstoffe ist es nicht irritierend für die Haut und somit ideal für die empfindliche Augenpartie. Ein kleiner Nebeneffekt ist, dass Kokosöl alle Make-up Reste mühelos entfernt und zudem deine Wimpern pflegt und weich und geschmeidig hält. Des Weiteren durch seine antimikrobiellen Eigenschaften wirkt es entzündungshemmend und somit ideal gegen Mitesser und Pickel.

2. Deine neue Augencreme.

Durch die Zusammensetzung von Laurinsäure, Vitamin E und weiteren Wirkstoffkomplexen lindert Kokosöl Augenringe und beugt generell Falten vor. Um das Kokosöl anzuwenden trägst du eine erbsengroße Menge davon auf und klopfst leicht mit deinem Zeigefinger das Öl ein. Durch die Klopfmethode absorbiert die Haut das Öl schneller und besser.

3. Dein neues Lippenbalsam.

Bevor ich aus dem Haus gehe verwende ich Kokosöl und trage es auf die Lippen auf, somit bleiben sie geschmeidig und sind optimal mit Feuchtigkeit und wichtigen Ölen versorgt. Zudem bin ich ein Mensch der dazu neigt auf seinen Lippen herum zu kauen und wenn sich Kokosöl auf ihnen befindet nehme ich keine Silikone und Paraffine auf.

Haare

Dein Haar ist sehr strapazier? Dann ist eine reichhaltige Pflege mit einen hochwertigen Öl genau das, was dein Haar benötigt. Natives Kokosöl enthält alle Nährstoffe, die das Haar braucht. Gerade durch Sonneneinstrahlung, Chlor- und Salzwasser werden die Haare gerade im Sommer sehr ausgelaugt. Aber auch im Winter leidet der Haarschopf, denn die Heizungsluft trocknet die Spitzen aus und macht sie brüchig. Eine Kokosöl-Kur ist eine sehr effektive Methode um beanspruchtes Haar gezielt zu pflegen, zu glätten und ihm wieder einen natürlichen, seidigen Glanz zu verleihen.

Rezepte zur Haarpflege findest du im nächsten Kapitel. Aber du kannst auch ganz einfach Kokosöl pur verwenden und es in deine Spitzen einmassieren oder es erwärmen und eine Haarkur machen.

Kokosöl als Deodorant

Es ist ganz natürlich, dass der menschliche Körper schwitzt. Bei ansteigenden Temperaturen, bei körperlichen Anstrengungen oder auch bei Krankheit produziert unser Körper Schweiß. An sich ist dies ja nichts schlimmes, das einzige was uns daran stört ist die Geruchsbildung, die in den meisten Fällen nicht zu vermeiden ist. Diese Geruchsbildung entsteht durch die Zersetzung von Bakterien, die sich in feucht-warmen Körperzonen ansiedeln. Ein natürliches Deodorant, was auch gerne in südostasiatischen Ländern genutzt wird, ist natives Kokosöl. Durch den hohen Anteil an antibakterieller Laurinsäure verhindert es, dass ein Schweißgeruch überhaupt entstehen kann.

Ein kleiner Tropfen Kokosöl reicht um ein angenehmes Achselklima zu schaffen. Dazu einfach das Öl in den Händen schmelzen und nach dem Duschen oder einfach morgens nach dem Aufstehen auf die getrocknete Achselhöhle auftragen. Das Öl zieht schnell ein und hinterlässt keinen Fettfilm auf der Haut oder Kleidung.

Die meisten herkömmlichen Deos sind stark parfümiert und nicht nach der Rasur geeignet, diese Deos können die Haut noch zusätzlich irritieren und über kleine Blessuren, welche beim Rasieren leicht entstehen können Giftstoffe in den Körper gelangen und sich dort absetzen. Im Gegensatz dazu enthält natürliches Kokosöl weder Alkohol noch andere Reizstoffe, es wirkt antibakteriell und lindert kleine Schnittverletzungen.

Kokosöl im Vergleich zu herkömmlichen Deodorant oder Antitranspirant

Der menschliche Organismus scheidet Giftstoffe nicht nur über den Verdauungsweg aus, sondern schwitzt solche auch aus. Jeder der schon einmal eine Entgiftungskur gemacht hat, kann bestätigen, dass der Schweiß einen anderen Geruch annimmt. Beliebte Körperzonen um Gifte auszustoßen sind Kniekehlen, Leistengegend und hinter der Ohr. Die meisten Giftstoffe werden jedoch durch das Schwitzen über die Achselhöhlen ausgeschwemmt. Die normalen Deodorants, welche in der Drogerie erhältlich sind, enthalten chemische Stoffe. Diese chemische Stoffe sind Aerosole, Bindemittel oder Konservierungsstoffe, die über die Haut in den Körper aufgenommen werden und sich dort, zum Beispiel in den Lymphknoten, einlagern. Bei der Benutzung eines Antitranspirant wird die Schweißproduktion weitestgehend eingedämmt, was dazu führt, dass der Körper kein Gift über die Achselhöhlen ausscheiden kann und diese Gifte in den Lymphknoten einlagert. Dadurch steigt wiederum die Chance in diesem Bereich zu erkranken. In medizinischen Fachkreisen, wurde durch diverse Erhebungen schon bestätigt, dass sich die meisten Brustkrebsknoten im äußeren Brustbereich bilden, also dort wo die Lymphknoten sitzen. Am meisten sind Frauen gefährdet, die ihre Achselhaare rasieren und direkt danach schweißbildungshemmendes Deodorant benutzen, da über mögliche Schnittwunden noch zusätzliche chemische Substanzen in den Körper gelangen.

Zähne

Durch die Fettsäuren, die im Kokosöl enthalten sind, wird der Körper in der Aufnahme von Calzium und Magnesium unterstützt. Davon profitieren die ganzen Knochen und letztlich auch die Zähne. Eine erhöhte Aufnahme von Calzium und Magnesium kann helfen Zahnverfall zu stoppen. Des Weiteren unterstützt die anitimikrobielle, anitvirale und antmykotische Eigenschaften des Öles die Zahn und Zahnfleischgesundheit. Um deine Zähne und dein

Zahnfleisch durch Kokosöl zu unterstützten und gesund zu halten empfiehlt sich das Ölziehen, eine Anleitung dazu findest du im Kapitel „Kokosöl und deine Gesundheit“ in der Rubrik „Karies und Mundgeruch“.

Im nächsten Kapitel findest du ein Rezept zur Herstellung einer eigenen Zahnpasta.

Für die Babypflege

Ich bin mir sicher, dass fast ein jeder dieses Problem kennt, man sucht ein neues Produkt und steht vor einem unendlich riesig erscheinendem Regal voller möglicher Produkte. Die Drogerien und Supermarktregale sind überschwemmt und wenn man versucht die Produkte anhand ihrer Inhaltsstoffe zu vergleichen, ist man schnell zum Scheitern verurteilt, außer man hat einen chemisches Hintergrundwissen und ist somit fähig alles zu entschlüsseln.

Gerade die Inhaltsstoffe sind in der Baby- und Kinderpflege ein großes Thema, um sicher zu gehen und chemische Zusatzstoffe zu meiden, kannst du Kokosöl verwenden. Natives, also völlig reines und naturbelassenes Kokosöl eignet sich bestens zur Pflege und besonders zur Babypflege. Des Weiteren besteht Kokosöl zu einem großen Anteil aus der Laurinsäure, welche wiederum zu einem hohen Teil auch in der Muttermilch enthalten ist und die Kleinen in ihren Abwehrkräften stärkt.

Kokosöl gegen einen wunden Baby-Po

Ob es zu einem wunden Baby-Po kommt, hängt davon ab, welche Nahrung dem Säugling gefütterte wird. Oftmals hilft auch ein häufiger Windelwechsel nicht, um dem Wundsein vorzubeugen. Wenn es dann zu spät ist und der Po wund ist kann Kokosöl helfen um die Haut zu besänftigen.

Reinige dazu vorsichtig mit einem sauberen Waschhandtuch und klarem Wasser die betroffenen Körperpartie und reibe sie danach mit einer kleinen Menge des Öles ein. Es zieht schnell ein und hilft bei der Wundheilung. Du kannst auch einfach und schnell selbst Reinigungstücher herstellen, eine Anleitung findest du dazu im Kapitel „Kokosöl in deinem Pflegealltag".

Kokosöl gegen Milchschorf

Der Milchschorf ist ein juckender Hautausschlag, der bei Säuglingen erstmals ab etwa dem dritten Lebensmonat auftritt. Milchschorf ist nicht mit dem Kopfgneis zu verwechseln. Der Milchschorf ähnelt vom Aussehen angebrannter Milch in einem Topf und ist eine weißlich-gelbe Kruste, die sich auf dem Kopf, an den Augenbrauen und selten im Gesicht und Körper bilden kann. Diese Erkrankung verursacht einen starken Juckreiz. Zur Linderung cremen sie die betroffenen Stellen mit Kokosöl ein, durch kühlende Eigenschaften kann es Linderung verschaffen.

Kokosöl gegen Kopfgneis

Der Knopfgneis, auch seborrhoisches Ekzem genannt, entwickelt sich bei Säuglingen oft schon bereits im ersten

Lebensmonat und nur selten später. Auf der Kopfhaut des Babys bildet sich eine weiche, fettige, gelbliche bis bräunliche Schicht. Dieses Krankheitsbild ist nicht schön anzusehen, jedoch vollkommen ungefährlich. Zur Entfernung sollte vor dem Baden oder Waschen des Kindes die betroffenen Stellen mit ein wenig Kokosöl eingerieben werden. Das Öl sollte kurz Zeit einwirken und anschließend sollte der Kopf mit einem weichen, feuchten Tuch gereinigt werden. Diese Behandlung sollte mehrmals durchgeführt werden um das Ekzem vollkommen zu entfernen, nur selten lässt es sich beim ersten Mal vollständig entfernen. Zur Erzielung eines besseren Ergebnisses solltest du die betroffenen Stellen mit einer weichen Babybürste auflockern. Dabei ist jedoch darauf zu achten noch sehr behutsam zu sein, da die Kopfhaut des Säuglings noch sehr empfindlich ist.

Kokosöl gegen Schwangerschaftsstreifen

Schwangerschaft oder Wachstumsschübe können dazu führen, dass sich das Volumen des Körper schneller ändert als die Haut sich dehnen kann, dies kann zu Dehnungsstreifen führen. Zur Behandlung der betroffenen Stellen einfach nach dem Duschen oder Baden, wenn die Haut noch leicht feucht ist, die Stelle mit etwas Kokosöl einreiben und sanft einmassieren. Das Öl kann auch mit Hilfe der Zupftechnik eingearbeitet werden, dazu einfach die haut sanft zwischen Daumen und Zeigefinger nehmen und daran zupfen. Dies steigert die Durchblutung und strafft das Gewebe zusätzlich.

Kokosöl und die Babyhaut

Generell sollte man die Haut des Babys nicht zu oft mit

Pflegeprodukten behandeln, da die Haut erst noch lernen muss sich selbst zu regenerieren und einen Schutzfilm aufzubauen. Creme dein Kind nur alle paar Tage mit Kokosöl nach dem Baden ein, somit beugst du auch trockenen Hautstellen vor. Nur bei akuten Problemen, wie Wundheit oder Milchschorf kannst du es konstant verwenden.

Für Männer

In den meisten Fällen sind es Frauen, die ein großes Interesse an der pflegenden Wirkung von Kokosöl zeigen. Das tropische Öl ist aber durchaus auch geeignet, um von Männern zur Hautpflege, Haarpflege und Bartpflege verwendet zu werden.

Auch Männerhaut und -haar ist im Alltag den schädigenden Einflüssen der Umwelt ausgesetzt und braucht somit auch eine besondere Pflege. Da natives Kokosöl komplett ohne chemische Substanzen auskommt und ein reines Naturprodukt ist, kann es sehr gut zur regelmäßigen Körperpflege verwendet werden.

Kokosöl zur Bartpflege

Aktuell sind Bärte wieder absolut im Trend. Jedoch muss ein Bart auch ausreichend gepflegt werden, damit dieser auch schön und ansprechend aussieht. Ein Bart sollte im Idealfall nicht nur schön sein, sondern auch weich, oft beschwert sich der Partner von Bartträgern, dass die Barthaare zu hart oder struppig seien und kratzen. Leider muss ich zugeben, dass dies in den meisten Fällen auch zutrifft.

Die einzelnen Haare des Bartes sind in der Regel fester und kräftiger als das Kopfhaar und neigen deshalb dazu, nervig zu kratzen. Insbesondere beim Küssen wird das von vielen als unangenehm empfunden. Aber dem Kratzen kann man mit der richtigen Bartpflege vorbeugen. Kokosöl ist ein tolles, natürliches Mittel, mit dem man den Bart weicher und geschmeidiger machen kann.

Ein ideales Produkt zur täglichen Pflege des Barthaars ist ein Bartwachs das aus nativem Kokosöl und Bienenwachs hergestellt wird. Kokosöl Bartbalm pflegt die störrischen Gesichtshaare geschmeidig und verleiht ihnen einen tollen Glanz. Der Bart lässt sich leichter in Form bringen und wirkt wesentlich gepflegter. Zudem versorgen die in Kokosöl enthaltenen Wirkstoffe auch die darunter liegende Haut mit ausreichend Feuchtigkeit. Egal ob Dreitagebart oder einfacher Oberlippenbart, mit dem passenden Produkt ist er einfach weicher.

Mit Kokosöl rasieren

Natives Kokosöl ersetzt Rasierschaum. Das Rasieren gestaltet sich wesentlich einfacher, wenn ein Hauch von Kokos mit im Spiel ist. Hierfür sollte man eine kleine Menge Öl in den Handflächen schmelzen und auf das angefeuchtete Gesicht auftragen, kurz aufemulgieren und schon kann es losgehen. Der Nassrasierer gleitet dann fast wie von selbst über die Haut. In nativem Kokosöl sind keine chemischen Substanzen enthalten, welche die Haut unnötig reizen könnten. Zudem ist Kokosöl ein toller Feuchtigkeitsspender und duftet auch noch gut. Und wenn die Verwendung von Kokosöl Männer sauber und ohne negative Begleiterscheinungen rasieren lässt, dann gilt das Gleiche auch für Frauen. Auch diese können Kokosöl zur Rasur, zum

Beispiel der Beinhaare oder Achselhaare, benutzen.

Kokosöl nach der Rasur – Das Kokosöl-Aftershave

Sicher kennt ein jeder Mann das Dilemma mit einem Rasurbrand. Nach dem Rasieren zeigen sich kleine, juckende Pickelchen und die Haut spannt, ist gerötet und gereizt. Kleinere Verletzungen der Gesichtshaut durch die scharfen Klingen des Nassrasierers sind auch keine Seltenheit. All diese Hautirritationen können sich über Tage hinziehen und in manchen Fällen sogar Entzündungen und eitrige Pickel mit sich bringen.

Hautreizungen treten häufig dann auf, wenn während und nach der Rasur keine oder eben die falschen Pflegeprodukte verwendet werden. Alkoholhaltiges Rasierwasser trocknet die Haut aus und sollte nur für absolut unempfindliche Hauttypen verwendet werden. Diese und alle anderen können als Hautpflege nach der Rasur aber auch ein natives und kaltgepresstes Kokosöl verwenden. Das Tropenöl enthält keine hautreizenden Stoffe, beruhigt die Haut, verleiht Feuchtigkeit und wirkt durch die enthaltenen Fettsäuren nebenbei auch noch entzündungshemmend. Kokosöl unterstützt den Wundheilungsprozess und lässt kleinere Blessuren der Gesichtshaut, die durch die Rasur schnell entstehen können, zügiger abheilen. Als Aftershave ist natives, kaltgepresstes Kokosöl demnach absolut tauglich. So macht Kokosöl Männer ebenso glücklich wie Frauen und sollte auch in keinem Männerhaushalt fehlen.

Bei sehr empfindlicher Haut kann Kokosöl auch als Preshave dienen. Dafür einfach vor der Rasur das Gesicht eincremen ein einziehen lassen. Durch die vorherige Pflege mit Kokosöl gleitet der Rasierer leicht über die Haut und es kommt zu weniger Irritationen.

Rezepte zur Herstellung eines Bartöles und eines Bartbalsams finden sich im nächsten Kapitel.

KAPITEL 7

KOKOSÖL IN MEINEM ALLTAG

In den vorherigen Kapitel, habe ich immer wieder Möglichkeiten aufgezeigt, wie du Kokosöl in deinen Alltag integrieren kannst. In diesem Kapitel stelle ich dir einige Rezepte vor, in denen du Kokosöl nutzt, um andere alltägliche Pflegeprodukte herzustellen. Die Rezepte habe ich schon selbst ausprobiert und bin von jedem von ihnen überzeugt.

Zähne

Zahnpasta

Gepflegte weiße Zähne sind in unserer heutigen Gesellschaft äußerst wichtig, das Bleeching ist bereits eine alltägliche Methode um das Kauwerkzeug noch strahlender und weißer zu bekommen. Welche Zahnpasta wirbt nicht damit, dass sie den Zähnen zu einem strahlenden Weiß verhilft? Jedoch haben diese Zahnpastas auch ihre Schattenseiten. Sie enthalten Stoffe, die weder für den gesamten Körper noch für die Zähne gut sind. Folgende Inhaltsstoffe sind oft in Zahncremes enthalten und selbst teilweise umstritten oder einfach nur schädlich:

- Aspartam
- Carrageenan, es ist enzündungsfördernd

- Parabene
- Gylcerin
- Mikro Plastik Partikel
- Sorbit, ist ein Zuckeraustauschstoff, welcher eine kariesfördernde Wirkung hat.
- Fluorid oder Fluor ist in geringen Mengen auch sehr wichtig für den Körper und in Walnüssen, Kakao und Petersilie enthalten, aber in zu großen Mengen verlangsamt es den Stoffwechsel. Durch die Einnahme von Fluortabletten, die Benutzung von Fluorzahnpasta, dazu noch fluoridiertes Salz kann es zu einer Fluoridvergiftung führen, deine Zähne brüchig und spröde werden und das Zahnmaterial auflösen. Die erste Symptome ist die Fluorose, dass sind weiße Flecken auf den Zähnen.

Aus diesen Gründen, finden sich auch oft Warnhinweise auf den Packungen. Deshalb ist darauf zu achten seine Zahnpasta nie zu verschlucken, bei Kleinkindern kann dies übrigens auch tödlich sein. Bei ihnen ist besonders darauf zu achten kinderfreundliche Zahnpasta zu verwenden. Jedoch ist es auch so, dass selbst über die Schleimhaut im Mund sehr viel absorbiert wird.

Zahnpasta aus Kokosöl selbst machen

Ich habe für dich ein Rezept, durch das du dir ganz einfach deine eigene unbedenkliche Zahnpasta mischen kannst.

Dafür brauchst du nur:

- Natron, es hellt deine Zähne auf und ist dabei sanfter als konventionelle Zahnpastas. Achte darauf das es reines Natron ist, du kannst auch das normale Backnatron verwenden.

- Xylitol oder Stevia, diese beiden Süßstoffe greifen im Gegensatz zu Zucker eine Zähne nicht an. Xylitol reduziert einen kariesverursachende Bakterien. Daher würde ich dir auch raten Xylitol zu verwenden.

- Kokosöl, dies ist der Hauptbestandteil deiner Zahncreme und bildet sozusagen die Cremebasis. Durch seine antibakteriellen, antifungalen und antiviralen Eigenschaften ist es bestens als Grundlage geeignet.

- Ätherisch Öle können je nach Öl eine unterschiedliche Wirkung haben und dein Zahnmilieu unterstützen. Beim Kauf deines ätherischen Öles solltest du darauf achten, dass es von therapeutischer Qualität ist und somit zum Verzehr geeignet ist. Nachfolgend habe ich dir einige Öle aufgelistet, die zum Verzehr geeignet sind und sich wunderbar in einer Zahnpasta machen.

- Pfefferminz-Öl ist kühlend, anregend, stresslindernd, abschwellend, unterstützt die Verdauung und hat zudem eine leicht aufhellende Wirkung auf die Zähne. Zudem hat es einen natürlichen Geschmack und hält den Atmen frisch.

- Oregano-Öl, es hat starke antibakterielle und antiseptische Eigenschaften und stärkt zudem das Immunsystem.

- Teebaum-Öl bekämpft Plaque, Zahnfleischerkrankungen und unterstützt das Kokosöl bei seinen antifungalen Wirkung gegen den Candida, also den Hefepilz. das Teebaum-Öl eignet sich auch wunderbar zu einer Mundwasserspülung, dafür einfach zwei bis drei Tropfen in ein Wasserglas füllen, umrühren und den Mund ausspülen.

- Fenchel-Öl hat eine kühlende, beruhigende Wirkung und einen erfrischenden süßlichen Geschmack.

- Eine Ölmischung zu gleichen Teilen, aus Zitrone, Nelke, Eukalyptus, Rosmarin und Zimtrinde reinigt den Zahnraum. Des Weiteren bekämpft sie Bakterien, stärkt das Immunsystem und erfrischt. Hier ist darauf zu achten das ätherische Öl Zimtrinde zu verwenden, es ist nicht mit Zimtblätter zu verwechseln.

- Die ätherische Ölmischung aus Kardamon, Ingwer und Nelke eignen sich auch ideal in deine Zahncreme und verleihen dieser noch einen leicht weihnachtlichen Geschmack.

Zur Herstellung brauchst du folgendes:

- 3 Esslöffel Natron
- Xylitol oder Stevia nach Geschmack
- 3 Esslöffel natives Kokosöl
- 15 bis 20 Tropfen ätherische Öle

Aus diesem Rezept ergeben sich etwa 75 GrammZahnpasta, was einer kleinen Tube entspricht. Falls es in deinem Badezimmer 22 Grad oder wärmer ist, würde ich dir empfehlen deine neue Zahnpasta in einem kleinen Schraubglas aufzubewahren, da das Kokosöl seinen Aggregatzustand ab 24 Grad ändert und verflüssigt. Die Haltbarkeit der Zahnpasta entspricht der des Kokosöls. Bei zweimaligem täglichen Gebrauch sollte die Menge der Zahnpasta nach einem Monat aufgebraucht sein.

Vorgehen:

Rühre in einer Schüssel das Natron und das Xylitol beziehungsweise den Stevia zusammen. Füge danach das Kokosöl hinzu und vermenge solange alles bis sich alles vollständig aufgelöst hat. Schmecke dein bisheriges Gemisch etwas ab und gib gegebenfalls noch etwas Xylitol oder Stevia hinzu, falls es dir nicht süß genug sein sollte. Danach rührst du die ätherischen Öle ein und fertig.

Zur Aufbewahrung eignet sich ein Glas, wobei dies unhygienisch ist, wenn du immer wieder mit deiner

Zahnbürste rein gehst oder dir die Creme mit anderen teilst. Außer ihr verwendet noch zusätzlich einen Löffel, dann ist diese Methode völlig unbedenklich. Des Weiteren kannst du eine alte Zahnpastatube aufschneiden und ausspülen und dort alles einfüllen, das geöffnete Ende kannst du mit einer Klammer verschließen. Du kannst auch alles in eine Frischhaltebeutel füllen, diesen verknoten und eine Ecke abschneiden. Um der Verflüssigung entgegen zu wirken kannst du deine selbstgemachte Zahnpasta auch im Kühlschrank lagern.

Haare

<u>Haarkur</u>

Kokossahne Haarkur für krauses, gelocktes Haar

Um naturkrauses und dauergewelltes Haar in den Griff zu bekommen und Spliss entgegenwirken zu können, bietet sich diese sahnige Haarkur mit umwerfendem Kokosduft bestens an. Um sie selbst herstellen zu können benötigen Sie

- 1/2 Becher Schlagsahne
- 1 unbehandelte Zitrone
- etwa 50ml natives Kokosöl

Und so wird es gemacht:

1. Schmelze das Kokosöl unter warmem Wasser oder im Wasserbad, messe 50ml davon ab und lasse es ein wenig abkühlen. Das Öl sollte nicht aufgekocht werden.

2. Anschließend wird die Sahne in das Öl eingerührt bis beide Komponenten gleichmäßig miteinander vermischt sind.

3. Presse den Saft einer 1/2 unbehandelten Zitrone aus und rühren sie ihn unter die Kokossahne-Mischung.

Gebe die Haarkur auf das trockene Haar, lege ein Baumwollhandtuch um und lasse die Kur eine halbe Stunde einwirken. Danach gründlich mit handwarmem Wasser ausspülen.

Avocado Kokos Haarkur

Diese Kokosöl Haarkur eignet sich sehr gut für strapaziertes und besonders trockenes Haar. Um die Kokos-Haarkur mit wenigen Kniffen selbst herstellen zu können benötigst du

- 2 Esslöffel natives Kokosöl
- 1 unbehandelte Zitrone
- 1 reife Avocado

Und so wird es gemacht:

1. Wasche die unbehandelte Zitrone und presse den Saft einer Hälfte davon aus.

2. Messe von dem Saft zwei Esslöffel ab. Dieser wird für die Kur benötigt.

3. Wasche die Avocado gründlich, schäle die Haut ab und entferne den Kern.

4. Nun wird das Fruchtfleisch der Avocado gründlich mit einer Gabel zu einem zähen Brei zerdrückt.

5. Als nächstes werden alle Zutaten ordentlich untergerührt, dass ein gleichmäßiger Fruchtbrei entsteht.

Die Haarkur ist danach für den sofortigen Gebrauch fertig. Knete die Masse in das gewaschene, handtuchtrockene Haar ein. Arbeite es dabei gleichmäßig in die Längen bis in die Spitzen. Wickele ein Baumwollhandtuch um den Kopf und lasse die Haarkur etwa eine halbe Stunde wirken. Danach wird die Kur mit lauwarmem Wasser gründlich ausgespült und die Haare mit einem milden Shampoo kurz durchgewaschen. Das Haar erhält neuen Glanz und Schimmer und wird wunderbar geschmeidig.

Die duftende Mango Kokosöl Haarkur selbermachen

Um die exotisch fruchtige Kokos-Mango-Haarkur selbst herstellen zu können benötigst du

- 5 Teelöffel natives Kokosöl
- 2 Eiweiß
- 1 unbehandelte Zitrone
- 2 gereifte Mangos

Und so wird es gemacht:

1. Zunächst trennst du die Eier. Für die Haarkur wird lediglich das Eigelb benötigt.

2. Als nächstes halbierst du die Zitrone und presst den Saft einer Hälfte aus.

3. Nun werden die Mangos gewaschen, die Haut abgeschält und das Fruchtfleisch in kleine Stücke geschnitten.

4. Anschließend werden alle Zutaten zusammengeschüttet und mit einem Mixer oder Pürierstab zu einem gleichmäßigen Brei verarbeitet.

Die Kokosöl-Mango-Haarkur kann nun direkt verwendet werden. Massiere die Masse in das gewaschene und gut frottierte Haar ein und lege ein Baumwollhandtuch um den Kopf. Lasse die Haarkur eine halbe Stunde einwirken, spüle die Haare anschließend gründlich mit lauwarmem Wasser aus und wasche sie danach einmal kurz mit einem milden Shampoo durch. Solltest deine Kopfhaut sehr empfindlich sein, kannst du den Zitronensaft weggelassen.

Haarmaske

Kokosöl Banana Haarmaske selbst herstellen

Um die reichhaltige Kokos-Bananen-Haarmaske herstellen zu können benötigst du lediglich

- eine große, reife Banane
- 2 TL natives Kokosöl

Und so wird es gemacht:

1. Zerdrücke die reife Banane ordentlich mit einer Gabel zu einem gleichmäßigen, glatten Bananenbrei. Besser ist es möglicherweise sogar, die Banane im Mixer glatt zu pürieren.

2. Erwärme das Kokosöl unter einem warmen Wasserstrahl oder in einem Wasserbad bis es eine flüssige Konsistenz hat. Das Öl sollte nicht zu hoch erhitzt werden sondern lediglich angewärmt und verflüssigt werden. Bei zu hohen Temperaturen können die Wirkstoffe verloren gehen.

3. Anschließend rührst du das native, naturbelassene Kokosöl gleichmäßig unter die Bananenmasse, bis ein zäher, glatter und öliger Brei entsteht.

Anwendung:

Trage die Kokosöl-Bananenmasse gleichmäßig auf das Haar auf, massiere sie kurz ein und umwickel den Kopf mit einem Baumwollhandtuch. Die Maske sollte nun etwa für eine halbe Stunde einziehen können. Danach spüle das Haar gut aus, schäume es einmal kurz mit einem milden Shampoo ohne Silikone auf und spüle es nochmals gründlich aus.

Die Kokosöl-Haarmaske verleiht deinem Haar reichlich Feuchtigkeit und lässt es angenehm weich werden. Danach kannst du die Haare wie gewohnt frisieren.

Spitzenpflege

Duftende Kokos- Haarspitzenpflege (Conditioner) selbst herstellen

Um die regenerierende Haarspitzenpflege mit Kokosöl selbst herstellen zu können benötigst du

- 2 EL natives Kokosöl
- 2 EL Bio-Honig

Und so wird es gemacht:

1. Lasse das Kokosöl unter dem warmem Wasserstrahl oder im Wasserbad flüssig werden.

2. Gebe in eine Schüssel zwei Esslöffel Honig und zwei Esslöffel Öl. Rühre die beiden Teile gründlich durch, bis sich beide Komponenten gut miteinander vermischt haben.

3. Lasse die Honig-Öl-Masse wieder ein wenig abkühlen, bis ein cremiger Brei entsteht.

4. Du kannst den entstandenen Conditioner direkt verwenden. Kneten ihn hierfür gründlich in die Haarspitzen ein. Wickele dir anschließend ein Baumwollhandtuch um die Haare.

Die Spitzenpflege kann beliebig lange im Haar verbleiben, sollte aber mindestens 10 Minuten einwirken.

5. Zum Abschluss spüle die Honig-Öl-Spülung mit lauwarmem Wasser aus, shampooniere das Haar noch einmal kurz mit einem milden, silikonfreien Haarshampoo durch und spüle dieses anschließend gründlich unter dem warmem Wasserstrahl aus.

Die Haare lassen sich danach wie gewohnt frisieren.

Anti-Schuppen-Öl

Anti-Schuppen-Kokosöl selbst herstellen

Um das hochwirksame Anti-Schuppen-Kokosöl selbst herstellen zu können benötigst du

- 6 EL frisch abgezupfte Blätter Rosmarin
- 3 EL frisch abgezupfte Blätter Thymian
- 3 EL frisch abgeschnittene Blüten von Lavendel
- ein Tiegel natives Kokosöl
- Ätherisches Pfefferminz-Öl

Und so wird es gemacht:

1. Zunächst müssen die zarten Blätter der Kräuterpflanzen von den festen Stielen befreit und zerkleinert werden. Ohne Stiele lassen sie sich einfacher im zerreiben und die wirksamen ätherischen Öle können freigesetzt werden.

2. Anschließend muss das Kokosöl, sofern es eine feste Konsistenz hat und nicht schon durch die Zimmerwärme in flüssigem Zustand ist, im Wasserbad auf kleiner Stufe erwärmt und geschmolzen werden. Das Öl sollte jedoch nicht zu heiß werden.

3. Nun gebe die zerkleinerten Kräuter in eine hitzestabile Schüssel und mischen sie mit dem Kokosöl.

4. Decke die Schüssel mit einem Deckel oder wahlweise mit einem Teller ab und stelle diese ins warme Wasserbad. Die Kräuter-Öl-Mischung muss eine Weile ruhen um die Wirkstoffe der Kräuter voll entfalten zu können.

5. Etwa nach einer Stunde kann das Öl vom Herd genommen werden und abkühlen. Dein Antischuppen-Öl hat nun eine grünliche Farbe angenommen, denn die ätherischen Öle aus den Kräutern haben sich mit dem Kokosöl vermischt und können nun ihre ganzen Wirkstoffe entfalten.

6. Streiche das Öl durch ein Sieb und fange es in einem gut verschließbaren Apothekerglas oder einer verschließbaren dunklen Flasche auf.

7. Nun musst du nur noch wenige Tropfen Pfefferminzöl zugeben und mit drehenden Bewegungen untermischen. Dein wirksames Öl gegen Schuppen kann nun benutzt werden.

Anwendung:

Dieses Anti-Schuppen-Haaröl können Sie genau wie jedes andere Öl anwenden.

Massiere eine kleine Menge des Kräuteröls mit kreisenden Bewegungen in die Kopfhaut ein und lassen es eine Weile einwirken. Danach kann das Haaröl mit einem milden Shampoo wieder ausgewaschen werden. Vermeide den Augenkontakt, denn die ätherischen Öle können die Netzhaut reizen. Schuppen werden auf diese Weise schonend und ganz ohne chemischen Zusatzstoffe wirkungsvoll entfernt.

Bei empfindlichen Personen sollte eventuell vor dem Gebrauch ein Test auf allergische Reaktionen in der Armbeuge durchgeführt werden. Bei Hautirritationen oder plötzlich auftretendem Unwohlsein sollte das Öl umgehend von der Haut entfernt und nicht weiter benutzt werden.

Vorsicht, falls du sehr empfindliche, zu Allergien neigende Haut hast solltest du von der Verwendung dieses Produktes absehen. Die ätherischen Öle können deine Haut reizen und zu Reaktionen führen. Ebenso sollten schwangere Frauen auf die Verwendung zunächst verzichten.

Bartbalm

Sein neues Bartbalsam Cocoloco

Das Bartbalsam ist der unterschätze große Bruder des Bartöles, neben den Pflegen Eigenschaften des Öles, besitzt es auch noch formende Eigenschaften. Es eignet sich perfekt, für Bartträger, die ihren Bart schon mindestens zwei bis drei Monate wachsen lassen, zuvor ist der Bart noch zu kurz. Somit ist ein Bartbalm für alle Bartträger mit langem Bart ein muss, um einen weichen, gepflegten und schön sitzenden Bart zu bekommen.

Jedes Bartbalsam besteht nur aus wenigen Zutaten und ist sehr schnell und einfach herzustellen, auf lange Sicht gesehen sparst du zudem auch noch bares Geld, da die meisten Balsams viel zu teuer verkauft werden, ein Balsam kostet umgerechnet pro 100 Gramm 25 bis 45 Euro. Der Einkaufswert deiner Zutaten wird zwar ebenso in diesem Bereich sein, jedoch kannst du damit eindeutig mehr als nur 100 Gramm herstellen. Des Weiteren wirst du als erstes das Bienenwachs und die Pflegebutter nachkaufen müssen, da diese am schnellsten aufgebraucht werden, deine andern Öle werden lange halten. Grundlegend besteht das Rezept für dieses Balsam aus Bienenwachs, Pflegebutter, einem Basisöl und ätherischen Ölen. Wie du bemerkst sind das alles natürliche Inhaltsstoffe und das ist ein weitere Pluspunkt eines selbsthergestellten Produktes, du weißt was drin ist. Keine Paraffine, keine Polymere oder sonstiges, des Weiteren kannst du sogar deinen Geruch selbst bestimmen und ihm deine persönliche Note verleihen. Als Anmerkung, der Unterschied zum Bartöl ist das Bienenwachs und die Pflegebutter, diese verleihen dem Balsam seine feste und formende Konsistenz.

Im Folgenden Abschnitt findest du alle Zutaten, die du zur Eigenherstellung brauchst. Starten wir mit unserer ersten:

- Zutat 1: Bienenwachs

Das Bienenwachs ist eines der Hauptbestandteile von unserem Bartbalsam und ein rein natürliches Produkt. Das Wachs ist Bestandteil der Bienenwaben und wird heutzutage vor allem in der Kosmetikindustrie eingesetzt. Die Vorteile:

- Es riecht angenehm dezent
- Es hat kein Haltbarkeitsdatum
- Man kann es so oft erhitzen- und aushärten lassen wie man möchte.

Bienenwachs kannst du online erhalten oder auch in kleineren Shops, die sich auf Naturprodukte spezialisiert haben. Du kannst das Wachs dabei entweder in kleinen

Kügelchen oder in Riegeln beziehen. Ich habe mich für die Kugelvariante entschieden, weil man damit etwas besser Dosieren kann. Die Herstellung funktioniert aber natürlich mit beidem.

- Zutat 2: Pflegebutter

Die zweite Hauptzutat sind Pflegbutter wie Shea-Butter oder Kakao-Butter. Die Pflegebutter hilft durch seine Eigenschaften vor allem beim Verteilen des Balsams in deinem Bart.

Es macht die doch sehr harte Balsammasse etwas weicher und sorgt dafür, dass diese beim Reiben zwischen den Fingerspitzen schön schmilzt. Erst danach lässt sich das Produkt einfach in die Barthaare einmassieren.

Wichtig ist die richtige Portionierung und Balance zwischen Butter und Bienenwachs ist entscheidend für das Endresultat. Mische immer gerne etwas mehr Butter in den Mix, damit du nicht am Ende mit einem Bartwachs dastehst.

- Zutat 3: Basisöle

Basisöle sind ebenfalls ein wichtiger Bestandteil. Sie sorgen hauptsächlich dafür, dass deine Barthaare gesund, gepflegt und weich bleiben. Das beliebteste Basisöl ist Kokosöl, was wir auch für unser Rezept verwenden.

Neben den pflegenden Eigenschaften hat das Basisöl noch die wichtige Funktion als Träger für die ätherischen Öle zu dienen. Ätherische Öle haben einen hohen Säuregehalt und wären ohne das Basisöl sogar eher schädlich für die Haut

- Zutat 4: Ätherische Öle

Die Zutat, die am Ende für den Duft sorgen wird. Durch eigenes mischen kannst du alle möglichen Düfte kreieren, einer Phantasie ist sozusagen keine Grenzen gesetzt. Versuche aber darauf zu achten nicht zu viele Öle zu verwenden, den in zu hoher Konzentration können ätherische Öle die Haut- und die Schleimhäute reizen.

Nachfolgend habe ich die einige Kombinationsmöglichkeiten aufgelistet:

- Erdig passt zu Holzig und Minzig
- Blumig passt zu Holzig und Zitrus
- Krautartig passt zu Minzig und Holzig
- Minzig passt zu Holzig, Erdig, Krautartig und Zitrus
- Holzig passt zu Blumig, Erdig, Krautartig, Minzig und Zitrus
- Zitrus passt zu Blumig, Holzig, Minzig

Erdig

- Eichenmoos
- Vetiver

Blumig

- Lavendel

- Jasmin

Holzig

- Pinie
- Zeder

Minzig

- Pfefferminz
- Grüne Minze

Krautartig

- Basilikum
- Majoran

Zitrus

- Limette
- Orange

Hilfsmittel zur Balmherstellung:

einen Kochtopf plus Schüssel

Bienenwachs und Sheabutter müssen während des Herstellungsprozesses verflüssigt werden. Bei dieser Methode wird einfach Wasser in einem Kochtopf zum Kochen gebracht und eine Schale darüber platziert. Der aufsteigende Wasserdampf lässt die Schale darüber heiß werden und sorgt somit ebenfalls für ein Schmelzen der Inhaltsstoffe.

Küchenwaage oder Tee- und Esslöffel

Jedes Rezept hat Maßangaben. Das Bartbalsam Rezepte machen da keine Ausnahme. Ich habe der Einfachheit halber Ess- und Teelöffel als Messgrößen angegeben. Solltest du eine Küchenwaage zuhause haben, kannst du selbstverständlich auch diese zum Abmessen der Zutaten nutzen.

Hier Richtwerte zur Orientierung:

1 Esslöffel entspricht in etwa 10 Gramm

1 Teelöffel entspricht in etwa 4 Gramm

Behältnis zum Einfüllen der flüssigen Balsam-Masse

Zum Einfüllen des flüssigen Bartbalsams brauchst du natürlich noch einen geeigneten Behälter. Darin kannst du das Bartbalsam aushärten lassen und langsam verbrauchen. Optimal sind hier Aluminiumdosen. Glas könnte beim Einfüllen zerspringen und Plastik schmelzen. Aluminiumdosen kannst du online erhalten oder in diversen Shops nachfragen.

Optional ein Etikett

Ein schönes Label auf dem Behältnis macht nicht zur Beschriftung Sinn. Du kannst ebenfalls die Inhaltsstoffe und das Rezept notieren um es erneut reproduzieren zu können oder falls du es verschenken möchtest eignet sich eine Beschriftung sowieso. Achte nur darauf wirklich haftende Sticker zu kaufen.

Der nächste Schritt zum selbstgemachten Bartbalsam

Hauptbestandteile der entstehenden Masse bilden das Bienenwachs und die Pflegebutter. Etwa ein Drittel der restlichen Inhaltsstoffe bilden die Basisöle und ein paar Tropfen der ätherischen Öle.

Die Menge an Bienenwachs entscheidet am Ende, wie fest das selbstgemachte Bartbalsam wird. Ein höherer Anteil an Bienenwachs sorgt für eine eher härtere Konsistenz des Endprodukts, während die Zugabe von mehr Butter den gegenteiligen Effekt erzielt.

Spiele einfach ein bißchen mit den Mengen, um die für die perfekte Konsistenz zu finden.

Das Rezept: Cocoloco

In dem Rezept habe ich ätherisches Sandelholz und Rosenöl als ätherische Öle verwendet, du kannst beliebig variieren und andere ätherischen Öle verwenden.

- 2 Esslöffel Bienenwachs
- 3 Esslöffel Shea-Butter
- 8 Esslöffel Kokosöl
- 5 Tropfen Sandelholz

- 5 Tropfen Rosenöl

Schritt 1: Vorbereitung

Bereite alles vor, was du zur Herstellung brauchst und platziere es in Griffweite. So musst du nicht erst alles Zusammensuchen während das Bienenwachs schon im Topf erhitzt wird oder sich die Masse erhärtet.

Schritt 2: Erhitzen von Bienenwachs und Butter

Gib die im Rezept angegebene Menge an Bienenwachs und Butter in die Schüssel, die wiederum im Wasserbad in dem Topf steht. Erhitze das Wasser auf geringer Stufe. Du wirst schnell merken, dass die Zutaten schnell schmelzen, also übertreibe es nicht mit der Hitze.

Rühre das Ganze während dem Schmelzen noch ein paar Mal gut durch, bevor du zu Schritt 3 übergehst.

Schritt 3: Zugabe der Öle

Nimm den Topf vom Herd, sobald das Gemisch aus Wachs und Butter flüssig ist. Jetzt sind die Öle an der Reihe. Gib diese in der gewünschten Menge hinzu, aber warte dabei nicht zu lange. Das Balsam muss noch flüssig sein während du Basisöle und ätherische Öle hinzugibst.

Rühre das Gemisch nochmal für ein paar Sekunden gut durch.

Schritt 4: Abfüllen und aushärten lassen

Fülle im letzten Schritt die noch flüssige Masse in die Dose und lass das selbst hergestellte Bartbalsam ein paar Stunden aushärten. Nachdem es ausgehärtet hat kannst du es direkt verwendet werden.

Bartöl

In einem früheren Kapitel bin ich bereits darauf eingegangen, dass das Kokosöl in keiner Bartroutine fehlen sollte. Es kann vor der Rasur, während der Rasur und danach verwendet werden oder ganz einfach in Form eines Bartöles zur Pflege dienen. Hier zeige ich dir ein Rezept, wie die leicht ein Bartöl herstellen kannst.

Die meisten Bartöle bestehen auf der Basis von Kokosöl, durch die enthalte Laurinsäure durchringt es besser die Haut und versorgt sie mit pflegenden Inhaltsstoffen und spendet trockener Haut Feuchtigkeit. Des Weiteren macht es den Bart weicher und gesünder. Das Öl reduziert en Proteinverlust und vermindert somit präventiv vor einer Schädigung des Haares, was letztlich dem Wachstum zugutekommt.

Verwendung eines Bartöles

1. Dein Bart sollte, wie auch deine Hände, sauber und trocken sein.

2. Wenn du Kokosöl kühl hältst, sollte es recht fest sein. So kannst du eine haselnussgroße Menge recht einfach mit deinem Zeige-oder Mittelfinger aus dem Behältnis kratzen. Diese sollte

grundsätzlich ausreichen. Experimentiere einfach ein bisschen, bis du die richtige Menge für die Länge deines Bartes gefunden hast. Weniger ist mehr lautet aber die Devise. Dein Bart sieht sonst schnell aus, als hättest du ihn in die Fritteuse gehängt.

3. Reibe deine Hände zusammen und Verteile so das Öl in deinen Fingerspitzen bis es eine warme, sämige Konsistenz hat.

4. Jetzt kannst du es, angefangen von den Spitzen bis zu den Bartwurzeln gleichmäßig in deinen Barthaaren verteilen. Beim Einmassieren des Öls kannst du auch ruhig die Gesichtshaut unter dem Bart mit einbeziehen.

Du kannst Kokosöl im Grunde jeden Tag verwenden. Mach es zu deinem morgendlichen Ritual und dein Bart wird über den Tag schön weich und gepflegt sein.

Bartöl Rezept mit Kokosöl

In diesem Rezept habe ich nicht nur Kokosöl verwendet, wobei du auch nur 30 Milliliter Kokosöl verwenden kannst. Ähnlich wie im Rezept zur Bartbalsamherstellung kannst du mit den ätherischen Ölen variieren, im vorherigen Rezept findest du auch weitere Angaben zur Duftkomposition andere Öle.

Was du dafür brauchst:

- Eine rund 30ml fassende Flasche mit einem Schraubverschluss und integrierter Pipette

- 15 ml Jojobaöl
- 15 ml Kokosöl
- 12 Tropfen Bergamotte-Öl
- 12 Tropfen Lavendelöl

So stellst du dein eigenes Bartöl her:

1. Mische die Zutaten aus der Liste in der Flasche zusammen. Am besten machst du das mit der Pipette
2. Deckel sicher verschließen und gut durchschütteln.
3. Über selbstgemachtes Bartöl freuen.

Gesicht

Anti-Aging Gesichtscreme

Anti-Aging Cremes gibt es in jedem Drogeriemarkt zu kaufen, jedoch sind diese meistens überladen mit chemischen Zusätzen und die Liste der Inhaltsstoffe ist unendlich und unverständlich. Ein Teil der Zutaten ist in der Apotheke, Reformhaus, online oder in speziellen Naturkosmetikshops erhältlich.

Du benötigst:

- 3 Esslöffel natives Kokosöl
- 1 Esslöffel Mangobutter
- 1 Esslöffel Arganöl
- 1 Esslöffel Sheabutter
- 1 Tropfen Vitamin E

Außerdem benötigst du:

- einen Topf mit heißem Wasser
- eine kleine Schale
- zwei Esslöffel
- ein Cremdöschen

Zur Herstellung:

Richte zunächst alle Materialien her und sterilisiere deine Gerätschaften, indem du abkochst und mit hochprozentigem Alkohol reinigst.

Im ersten Schritt verflüssigst du die Fette und Öle. Gebe dafür das Kokosöl, die Mangobutter, das Arganöl und die Sheabutter in die kleine Schale und stell sie in den heißen Topf mit Wasser. Durch die Hitze des Wasserbades schmelzen die Fette. Rühre alles mit einem Löffel, um den

Prozess zu beschleunigen und die Öle gut zu vermengen. Wenn alles verflüssigt ist nimm die Schale aus dem Topf und schalte den Herd ab. Warte 10 Minuten bis das Gemisch etwas abgekühlt ist und füge dann das Vitamin E hinzu. Danach gibst du die Maße in das Cremedöschen und wartest bis es vollständig abgekühlt ist.

Bewahre die Creme im Kühlschrank auf, so verlängerst du nicht nur die Haltbarkeit, durch die Kühle hat es auch noch einen abschwellenden Effekt auf deine Haut.

Das Vitamin E erhöht nicht nur die Haltbarkeit deiner Creme, dringt auch tief in die Haut ein und glättet Fältchen. Die mittelkettigen Fettsäuren sorgen dafür, dass die Creme schnell in die Haut aufgenommen und sie optimal mit Feuchtigkeit versorgt wird.

Lippenbalsam

Um gegen spröde und rissige Lippen zu wirken habe ich ein Rezept für dich wie du einfach und schnell dein eigenes Lippenbalsam herstellen kannst. Es ist völlig frei von chemischen Zusätzen und besteht nur aus zwei Zutaten.

Du benötigst nur:

- 25 Gramm Kokosöl
- 20 Gramm Kakaobutter

Außerdem benötigst du:

- einen Topf mit heißem Wasser

- eine kleine Schale
- ungefähr10 leere Labello-Hülsen oder ein kleines Döschen
- eventuell einen Trichter

Zur Herstellung:

Richte zunächst alle Materialien her und sterilisiere deine Gerätschaften, indem du sie abkochst und mit hochprozentigem Alkohol reinigst.

Im ersten Schritt verflüssigst du die Fette und Öle Gebe dafür 25 Gramm Kokosöl und 20 Gramm Kakaobutter in ein kleines Schälchen und dieses in ein heißes Wasserbad bis sich die Fette verflüssigt haben. Sind Kokosöl und Kakaobutter geschmolzen, kannst du die Schale aus dem Wasserbad nehmen. Hast du alles gut vermischt, kannst du das Gemisch nun vorsichtig und eventuell mithilfe eines Trichters in die leeren Labello-Hülsen oder in ein kleines Döschen füllen. Lasse deinen Lippenbalsam noch mindestens 5 Stunden lang im Kühlschrank aushärten.

Peeling

Streichelzarte Füße durch selbst hergestelltes Kokosöl Fußpeeling

Das selbstgemachte Fußpeeling mit Kokosöl und Vollrohrzucker entfernt schonend Hornhaut und raue Hautstellen und macht die Füße glatt und zart. Um das Kokos-Peeling für die Füße selbst herstellen zu können benötigst du

- 3 Esslöffel Natives Kokosöl
- 3 Esslöffel hochwertiges Olivenöl
- 2-3 Esslöffel brauner Vollrohrzucker

Und so wird es gemacht:

1. Erwärme das Kokosöl so lange unter warmem Wasser oder im Wasserbad bis es flüssig ist und messe dann 3 Esslöffel davon ab.

2. Mische beide Öle, bis sich die Komponenten gut miteinander verbunden haben.

3. Gebe den Rohrzucker dazu und rühre alles zu einer cremigen Masse.

Das Fußpeeling mit Kokosöl kann direkt verwendet werden. Gebe die Masse auf die Füße und massiere sie gründlich ein. Nachdem du das Peeling 3 bis 5 Minuten einmassiert hast, spülst du es mit lauwarmem Wasser sorgfältig wieder ab.

Kokosöl-Peeling gegen raue Haut selbst herstellen

Mit diesem Kokosöl-Peeling lassen sich raue, abgestorbene Hautzellen schonend entfernen. Die erhalten eine samtig zarte Haut, selbst an Knien und Ellenbogen. Um das Kokosöl-Peeling selbst herstellen zu können benötigst du

- 2 Esslöffel natives Kokosöl

- 2 Esslöffel hochwertiges Olivenöl
- 2 Esslöffel feinkörniges Totes Meer Salz

Und so wird es gemacht:

Verrühren alle drei Komponenten in einer flachen Schüssel zu einem cremigen Brei. Innerhalb weniger Minuten können Sie das Kokosöl-Peeling anwenden.

Einfach eine kleine Menge des Hautpeelings auf die verhornten Hautstellen an Ellenbogen, Knien, Fersen usw. auftragen und mit den Fingerspitzen in sanften, kreisenden Bewegungen einmassieren. Danach mit reichlich lauwarmem Wasser abspülen, bis alle Peelingreste von der Haut entfernt sind.
Danach die behandelten Stellen mit ein klein wenig Kokosöl eincremen.
Das Peeling sollte nicht im Gesicht angewendet werden, da die zarte Gesichtshaut durch das Salz zu sehr gereizt werden könnte.

Chia-Kokosöl-Peeling selbst herstellen

Mit Kokosöl, Zitronensaft und Chia Samen lässt sich prima ein sanftes Peeling für die Gesichtshaut herstellen.

Die kleinen Samen dienen als Schleifkörnchen, die völlig sachte und schonend abgestorbene Hautpartikel entfernen. Das Kokosöl liefert Feuchtigkeit, die tief in die Haut eindringt und dort gespeichert wird. Der zugefügte Zitronensaft wirkt adstringierend und antibakteriell. Mit diesem Peeling wird die Haut sanft gereinigt, die Durchblutung wird angeregt, verhornte Hautstellen werden entfernt, das Gesicht wird wieder zart und geschmeidig und die Zellen werden durch das Öl-Chiagel-Gemisch ausreichend mit Feuchtigkeit versorgt.

Um das Chia-Kokosöl-Peeling selbst herstellen zu können benötigst du

- 125ml natives Kokosöl
- 1 Esslöffel voll Zitronensaft
- 2 Esslöffel voll Chia Samen in Bioqualität

Und so einfach wird es gemacht:

1. Zuerst musst du den Zitronensaft mit dem verflüssigten Kokosöl gut verrühren, danach werden die Chiasamen hinzugefügt.

2. Anschließend sollte die Gesichtshaut mit lauwarmem Wasser angefeuchtet werden.

3. Nun kann das Chia-Peeling sanft auf die Gesichtshaut und den Hals aufgetragen werden. Die Augenpartie sollte man dabei aussparen.

4. Das Peeling darf jetzt etwa 2-3 Minuten einziehen und wird in dieser Zeit zu einer geleeartigen Masse.

5. Zum Schluss wird die Chiasamen-Kokosöl-Masse mit einem sauberen, angefeuchteten Waschhandschuh vom Gesicht abgenommen. Hierbei sollte man am Hals stets von unten nach oben streichen. Somit wirkt man gegen die Faltenbildung und unterstützt diese nicht, diese Tipp sollte

auch bei m Schminken und Cremen beherzigt werden.

6. Als Abschluss sollten Gesicht und Hals noch einmal mit kaltem Wasser abgespült werden, um die durch das Peeling und die Wärme geöffneten Poren wieder zu verschließen.

Sonnencreme

Kokosöl Sonnencreme

Diese Kokosöl Sonnencreme bietet sich geradezu an, wenn man nur einen leichten Sonnenschutz benötigt, um den Aufenthalt im Freien genießen zu können. Kokosöl hat einen Lichtschutzfaktor von etwa 4, das ist nicht sehr hoch, reicht aber normalerweise schon aus, wenn direkte Sonne gemieden wird.

Wenn man nicht allzu empfindliche Haut hat, ist es an den ersten sonnigen Frühlingstagen gewöhnlich ausreichend, die noch feuchte Haut nach dem Duschen einfach nur mit reinem Kokosöl einzucremen. Will man einen etwas höheren Sonnenschutz haben, kann man sich aus wenigen Zutaten eine selbstgemachte Kokosöl Sonnencreme herstellen.

Hierfür benötigst du

- 60 Gramm natives Bio Kokosöl
- 50 Gramm Bio Kakaobutter
- 80 Gramm Bio Sesamöl

- 25 Gramm Bio Himbeersamenöl
- 25 Tropfen Bio Karottensamenöl

Achtet beim Kauf am besten auf besonders reine Produkte aus Bio-Anbau. Sie sind nicht mit chemischen oder synthetischen Substanzen behaftet, die Hautirritationen hervorrufen könnten. Je nach gewünschter Konsistenz kann mit der Zugabe von Kakaobutter und Sesamöl variiert werden.

Pflegeseife

Kokosöl-Pflegeseife selbst gemacht

Mit diesem Rezept zum Selbermachen der pflegenden Kokosöl-Seife kannst du tolle persönliche Geschenke zaubern. Das Grundrezept lässt sich durch die Beigabe ätherischer Öle erweitern. Du kannst zum Beispiel einen weihnachtlichen Zimt- oder Vanilleduft, oder einen sommerlichem Duft nach Lavendel, erfrischender Zitrone oder Orange herstellen. Hierbei kommt es voll und ganz auf deine persönlichen Vorlieben an.

Zutaten:

- 300 Gramm natives Olivenöl
- 300 Gramm natives Rapsöl
- 250 Gramm natives Bio Kokosöl

- 100 Gramm Shea-Butter
- 50 Gramm Jojobaöl
- 130 Gramm Natriumhydroxid (ist in der Apotheke erhältlich)
- 270 Gramm destiliertes Wasser

Benötigtes Werkzeug:

- Großer Topf (aus rostfreiem Edelstahl mit Ausgießer)
- Kleiner Topf (aus rostfreiem Edelstahl mit Ausgießer)
- 1 Holzkochlöffel
- 1 Stabmixer (darf keine Aluminiumteile enthalten)
- 1 Küchenthermometer (bis 100°C Messbereich)
- 1 Glas oder Plastikgefäß
- 1 Küchenwaage
- 1 Seifenform aus Holz oder Kunststoff (bis 100°C hitzebeständig)
- Frischhaltefolie zum Auslegen der Seifenform

Sicherheitsvorkehrungen:

- Schutzbrille
- Dicke Gummihandschuhe
- Plastikschürze
- In der Nähe ein Waschbecken mit fließendem Wasser
- Fenster zum Lüften des Raumes
- Küchenrolle zum Abwischen der Seifenreste (Achtung! Rohe Seifenmasse ist auch ätzend)

So wird's gemacht:

Zuallererst wird das Pflanzenfett im großen Topf erwärmt bis es flüssig ist. In den kleinen Topf wird zuerst das destillierte Wasser gegeben und anschließend das Natriumhydroxid beigefügt. Bei der Laugenherstellung lösen sich die weißen Kristalle im destilliertem Wasser auf. **Vorsicht!** Immer die Lauge langsam ins Wasser geben, nie umgekehrt, da es sonst zu Verpuffungen und gefährlichen Spritzern der Lauge kommen kann. Sorgen Sie für einen gut durchlüfteten Raum und atmen Sie die Dämpfe nicht direkt ein, da die Dämpfe ätzend sind.

Jetzt wird die heiße Laugenlösung ganz vorsichtig in das warme Öl gegossen und sofort wird sich eine milchige Masse bilden. Anschließend mit dem Stabmixer oder dem Löffel so lange rühren, bis die Masse puddingartig dick wird. Wenn der Löffel bleibende Spuren hinterlässt, dann ist die Masse fest genug.

Die Masse für mindestens 48 Stunden in die Seifenform geben. Der Prozess der Verseifung findet direkt in der Schale statt und durch diese chemische Reaktion wird nach und nach der Laugenanteil geringer.

Hat die Seife ihre Reife erreicht, kann sie aus dem Block genommen und in handliche Stücke geschnitten werden.

Vor der ersten Verwendung sollten die Seifenstücke bis zu vier Wochen an einem kühlen, dunklen und gut durchlüfteten Ort trocknen.

Heil- und Pflegemittel

Kokosöl Feuchttücher ganz einfach selbst herstellen

Feuchttücher mit Kokosöl für kosmetische Zwecke oder zur Reinigung des Babypopos lassen sich ganz einfach und mit wenigen Handgriffen selbst herstellen. Man sollte zur Aufbewahrung stets auf einen gut verschließbaren Behälter zurückgreifen, der nicht aus Metall besteht.

Das Metall fängt an zu rosten und verunreinigt die Reinigungstücher. Geschickter ist es, auf einen Frischebehälter aus Kunststoff zurückzugreifen.

Mit den Kokosöl-Feuchttüchern lässt sich das Make-Up ganz leicht und vollkommen ohne Chemie von der Haut entfernen. Gleichzeitig pflegen die Nährstoffe, die in natürlichem und unbehandeltem Kokosöl enthalten sind, die Haut und liefern Feuchtigkeit. Die Feuchttücher eignen sich auch hervorragend zur Reinigung von zarter Babyhaut.

Der zarte Ölfilm, den die Tücher hinterlassen, zieht schnell in die Haut ein und schützt Babypopos vor dem Wundwerden.

Die Herstellung der Kokosöl Feuchttücher ist ganz einfach und schnell gemacht. Die Tücher lassen sich bedenkenlos etwa eine Woche lang lagern und können nach Bedarf innerhalb kürzester Zeit wieder hergestellt werden.

Hierfür benötigst du

- 1/2 Küchenrolle (einfach eine Rolle mittig teilen)
- etwa 250ml heißes, frisch abgekochtes Wasser
- 1 gut gehäuften Esslöffel naturbelassenes, natives Kokosöl
- für einen angenehmen Geruch können 1-2 Tropfen reines Orangen-, Zitronen– oder auch Lavendelöl zugegeben werden
- eine gut verschließbare Frischhaltebox zur Aufbewahrung

Und so wird es gemacht:

1. Teile eine Küchenrolle in der Mitte.

2. Koche das Wasser ab und geben Sie es in eine hohe Rührschüssel oder einen Messbecher. Mische das Kokosöl

und ggf. das Öl unter das Wasser. Verrühre die Komponenten gut miteinander.

3. Gebe die Küchenrolle-Hälfte in die Frischebox und verteile anschließend die Kokosöl-Wasser-Emulsion gleichmäßig über dem Papier.

4. Verschließe nun den Behälter und lasse die Flüssigkeit für eine viertel Stunde gut in die Tücher einziehen.

5. Nach der Wartezeit muss die Kartonrolle in der Mitte der Feuchttücher vorsichtig und mit einer drehenden Bewegung entfernt werden.

Die Reinigungstücher können nun von innen heraus entnommen werden. Die Feuchttücher können nun etwa eine Woche lang verwendet werden. Bevor du neue Tücher produzierst, sollte der Behälter ordentlich gereinigt und idealerweise mit heißem Wasser und etwas Spülmittel gespült werden.

Kokosöl Erkältungssalbe mit Fenchel

Husten, Heiserkeit, Halsschmerzen. In der Erkältungszeit erwischt es die meisten Menschen gleich mehrmals. Hat man seinen Husten und Schnupfen gerade auskuriert, rollt schon die nächste Erkältungswelle auf einen zu.

Mit einer Fenchelsamensalbe, aus Kokosöl und fein gemahlenen Fenchelsamen selbst hergestellt, ist es möglich, Halsschmerzen und Schmerzen beim Schlucken zu lindern und seine Stimme relativ schnell wieder zurückzuerlangen.

Allerdings ein absolutes Muss, wenn man heiser ist: Mund halten!
Je weniger die Stimmbänder gereizt werden, desto schneller kann man wieder lauthals brüllen. Außerdem sollte man das Einatmen kühler Luft vermeiden, also nur flüstern und den Hals wärmen.

Die Kokosöl-Fenchelsamen-Salbe lässt sich in wenigen Schritten ganz leicht herstellen.

Zutaten:

- 2 Esslöffel voll Kokosöl
- 1 Esslöffel voll getrocknete Fenchelsamen
- 5 Tröpfchen reines, ätherisches Minzöl

Das ätherische Minzöl sollte weggelassen werden, wenn der Verwendungszweck für kleine Kinder und Schwanger bestimmt.

Benötigte Hilfsmittel:

- kleiner Topf mit Deckel
- kleiner Trichter
- Haarsieb, Kaffee- oder Teefilter
- kleines Glas mit Deckel zum Anfüllen
- kleiner Aufkleber für die Beschriftung mit Inhalt und Herstellungsdatum

Zubereitung:

Fenchelsamen waschen, trocken tupfen und so fein wie möglich mörsern oder vermahlen. Das Kokosöl wird in einem kleinen Töpfchen zum Schmelzen gebracht, dabei sollte darauf geachtet werden, das dies nicht zu heiß wird. Ist das Öl flüssig, können die Samen zugegeben werden. Nun das Öl für einen Moment auf etwa 70°C erhitzen, um eventuell vorhandene Keime an den Samen zu zerstören und um die enthaltenen ätherischen Öle freizusetzen. Nach etwa zwei Minuten die Temperatur auf etwa 50°C absenken und das Gemisch zugedeckt ziehen lassen, ab und an sollte es umgerührt werde. Nach etwa einer halben bis dreiviertel Stunde sollte die Herdplatte ausgeschalten werden, um die Ölmischung langsam abkühlen lassen. Bevor sich das Öl verfestigt, ein paar Tropfen Minzöl zugeben und gleichmäßig einrühren. Das Ölgemisch sollte noch solange es flüssig ist gefiltert werden, dazu benötigst den Trichter und das Sieb und füllst es in das vorgesehene Fläschchen. Im offenen Glas abkühlen und verfestigen lassen, ansonsten bildet sich Kondenswasser. Ist das Fenchelsamenöl komplett ausgekühlt und verfestigt, kann man evtl. vorhandenes Schwitzwasser, das sich am oberen Behälterrand gebildet hat, vorsichtig ausschütteln und anschließend das Glas mit dem passenden Deckel verschließen. Dann noch den Aufkleber mit Datum der Herstellung und dem Inhalt beschriften und aufkleben.

Einmal geöffnet, sollte die Salbe möglichst innerhalb eines halben Jahres aufgebraucht werden. An einem kühlen und dunklen Platz kann man das ungeöffnete Glas etwa 1-2 Jahre lang lagern.

Anwendung:

Einfach mehrmals täglich auf Hals und Brustkorb cremen und mit Hilfe eines Tuches warm halten. Dazu noch viel warmen Tee mit Honig und Kokosöl trinken und sich besonders viel Ruhe gönnen.

KAPITEL 8

UNTERSCHIEDE ZWISCHEN GUTEM KOKOSÖL UND SCHLECHTEM KOKOSFETT

Zum Schluss würde ich dir gerne noch einige interessante Tipps zum Kokosöl geben, auf die du beim Einkaufen achten kannst.

Kokosöl und Kokosfett beim Einkaufen

Das Kokosöl wird in vielen Supermärkten wie auch online im Internet in einer vielfältigen Auswahl zum Verkauf angeboten. Man unterscheidet kalt gepresstes, naturbelassenes Kokosöl, raffiniertes oder gehärtetes Kokosöl/Kokosfett und schonend desodoriertes Kokosfett, das sonst nicht weiter bearbeitet wurde.

Beim virginen, also nativen Kokosöl ist es zu beachten, dass es im Gegensatz zur Olivenöl-Industrie keine vorgegebenen Standards für das virgine und extra virgine Kokosöl gibt. Der Begriff extra ist ein Marketing-Begriff und stellt keine höhere Qualität dar.

Allgemein wird zur Herstellung des virginen Kokosöls das Fruchtfleisch der Kokosnuss kalt gepresst. Es wird unter schonendem mechanischen Verfahren gewonnen und darf weder geblichen, gesäuert oder desodoriert sein. Es lassen sich zwei Methoden der virginen Herstellung unterscheiden:

1. Die Nassmethode

Das virgine Kokosöl wird bei der Nassmethode aus der frischen Milch der Kokosnuss hergestellt. Mit Hilfe verschiedener Verfahren wird das Kokosöl aus der frisch gepressten Kokosmilch herausgelöst.

2. Die Trockenmethode

Mit mechanischen Mitteln wird das Kokosöl aus den getrockneten Kokosnüssen herausgepresst. Die Kokosnüsse werden hierfür sonnengetrocknet oder in speziellen Öfen unter großer Hitzeeinwirkung gedorrt. Mit Hilfe der Trockenmethode enthält das virgine Kokosöl wenig Feuchtigkeit, ist so sehr lagerstabil und in der Regel zwei Jahre haltbar.

Die Aufbewahrung an einem dunklen und kühlen Ort kann die Haltbarkeit um einiges verlängern.

Das *raffinierte Kokosöl* eignet sich vor allem für diejenigen, die den Geruch und den Geschmack der Kokosnuss nicht mögen. Es enthält einen neutralen Geschmack und ist in vielen Speisen als Alternative zu herkömmlichen Ölen und Fetten zu verwenden. Das raffinierte Kokosöl wird aus dem getrockneten Fruchtfleisch der Kokosnuss hergestellt. Es wird zerkleinert und entweder sonnengetrocknet oder in großen Industrieöfen gedorrt. Das Öl wird anschließend aus dem getrockneten Fruchtfleisch gepresst und nach der Pressung chemisch raffiniert, desodoriert und gebleicht. Dabei werden Aromen, Gerüche und Farben entfernt.

Das raffinierte Kokosöl verliert durch die Erhitzung das wertvolle Vitamin E, behält jedoch eine Vielzahl der mittelkettigen Fettsäuren. Einige raffinierte Kokosöle werden mit Wasserstoff gehärtet. Dabei können gefährliche Transfettsäuren entstehen.

In *hitzebehandeltem, industriell gefertigtem Kokosnussfett*, wie man es beispielsweise unter dem Namen Palmin kennt, sind nur noch wenige Nährstoffe enthalten. Dieses gehärtete und raffinierte Kokosfett weist keinen natürlichen Kokosgeruch mehr auf, es riecht und schmeckt neutral, eben nach reinem Fett und ist gewöhnlich in festen Blöcken zu kaufen. Dieses Fett hat einen recht hohen Schmelzpunkt und verflüssigt sich normalerweise erst in der heißen Pfanne.

Einige Kokosöl-Hersteller bieten sowohl *natives Kokosöl* als auch *desodoriertes Kokosfett* in ihrem Sortiment an. Sie bedienen sich einer ganz einfachen Methode, um ihren Kunden die Unterscheidung zwischen einem naturbelassenem Kokosöl (es riecht und schmeckt nach Kokos) und dem desodorierten Kokosöl (kein Geruch und kein Geschmack), zu erleichtern.

So erhält das *native Öl* die Bezeichnung **Kokosöl** und die *desodorierte Variante* wird **Kokosfett** genannt.

Kokosöl mit Kokosgeschmack und -duft trägt gewöhnlich folgende Bezeichnungen: kaltgepresst, nativ, Kaltpressung, naturbelassen, natürlich, virgin

Kokosfett ohne Kokosgeschmack und -geruch trägt oft folgende Angaben: desodoriert, raffiniert, gehärtet, fraktioniert, ohne Aroma

Schonend desodoriertes Kokosfett enthält zwar nicht den

für Kokosöl typischen Geschmack und Geruch nach frischer Kokosnuss, durch einen äußerst vorsichtigen Bearbeitungsvorgang können aber viele Nährstoffe erhalten bleiben. Lediglich die wärmeempfindlichen Vitamine im Kokosöl leiden unter diesem Vorgang. Es gibt aber hochwertiges Bio Kokosfett das trotz Desodorierung noch einen Laurinsäuregehalt von rund 50% aufweist. Allerdings sollte man unbedingt beachten: Wurde das Kokosfett neben dem Desodorieren auch raffiniert oder gehärtet, verliert es einen großen Teil an seinem eigentlichen Wert und es kann Transfettsäuren enthalten.

Ein naturbelassenes, kalt gepresstes Kokosöl verfügt im Gegensatz dazu auch noch über die von Natur aus enthaltenen gesundheitsfördernden Vitamine und lässt sich an dem unnachahmlich sanften Kokosgeruch und -geschmack erkennen. Nur naturbelassenes Kokosöl bietet demnach noch alle gesundheitlich relevanten und pflegenden Vorzüge der Kokosnuss.

Achte darauf, wenn du ein geruchsloses und geschmacksneutrales Biokokosfett kaufen willst auf die schonende Desodorierung und dass es nicht raffiniert wurde und bei Biokokosöl mit Geschmack und Kokosaroma solltest du auf die Bezeichnungen nativ und kaltgepresst, bestenfalls sogar Rohkost achten. Rohköstliches Kokosöl wird bei sehr geringen Temperaturen gepresst und ist deshalb noch wertvoller für die gesundheitsbewusste Küche.

KAPITEL 9

FAZIT

Ein interessanter Aspekt ist, dass in Regionen, in welchen primär Kokosprodukte auf dem Essensplan stehen, die Bevölkerung nur in den seltensten Fällen von Fettstoffwechselstörungen betroffen ist. Des Weiteren treten virale Infektionen viel seltener auf. Durch die Eigenschaft der Laurinsäure, die die Lipid-Hülle von Viren und Erregern aufbricht, wirkt die regelmäßige Einnahme wie ein Antibiotikum, das den Körper vor Krankheitserregern schützt.

Laurinsäure ist auch in Muttermilch enthalten. Es hat sich gezeigt, das Babys, die ausschließlich mit Muttermilch ernährt werden. um einiges weniger anfällig für Erkrankungen sind, die durch Viren und Erreger verursacht werden. Der Anteil der in der Muttermilch enthaltenen Laurinsäure kann durch die zusätzliche Aufnahme von Kokosöl über die Nahrung erhöht werden.

Auch Leistungssportler haben den Effekt von Kokosöl für sich entdeckt. Sie reiben sich kurz vor Wettkämpfen damit ein, so dass das Fett über die Haut in den Körper eindringt, wo die mittelkettigen Fettsäuren in Ketone umgewandelt. Ein enormer Energieschub für den Sportler. Du hast in diesem Buch erfahren, wie Kokosöl auf deinen Körper wirken kann, wie und an welchen Körperregionen du es anwenden kannst und welchen Bakterien und Viren Kokosöl entgegenwirkt.

Mit meinen Rezepten kannst du sogar ausprobieren, gesunde Pflegeprodukte selbst herzustellen.

Ich hoffe, dir mit diesem Buch einige gute Tipps auf den Weg zu geben, damit du die gesunde Wirkung von Kokosöl auch für dein Leben entdeckst. Wenn dir die Tipps gefallen, würde ich mich über eine Rezension auf Amazon freuen.

Ich wünsche dir einen erfolgreichen Einstieg in die selbstheilenden Prozesse und das Abnehmen mit Kokosöl.

Deine Marianne Sterlitz

1. Auflage 2016

Andrea Deliboyraz
Frankenweg 6
90556 Cadolzburg

23037124R00081

Printed in Poland
by Amazon Fulfillment
Poland Sp. z o.o., Wrocław